ここが知りたい

かかりつけ医のための
心不全の診かた

横山広行 著
横山内科循環器科医院

中外医学社

序文

日本は，団塊の世代が75歳以上の後期高齢者に達することにより，介護・医療費などの社会保障費が急増する「2025年問題」という課題に直面しています．2025年に75歳以上の人口が2000万人以上になるとき，欧州心臓病学会ガイドラインにあるように，70歳以上の人口の約10%が心不全に罹患するという報告に基づき試算すると，高齢心不全患者が200万人以上に達します．高齢心不全患者の急増は，多疾病合併心不全患者，低栄養状態やフレイルを伴う脆弱な心不全患者の増加を意味し，「心不全パンデミック」とよばれます．そうなると，もはや大学病院や循環器基幹病院など先進医療を担う大病院で，すべての心不全患者に対応することが不可能な時代を迎えます．そのような状況で，脆弱で通院困難になった高齢心不全患者さん自身は，どのような終末期診療を望むのでしょうか．厚生労働省が行った終末期の療養場所に関する患者さんの希望を調べた調査では，「自宅で療養したい」という回答が60%以上でしたが，2011年（平成23年）の厚生労働省「医療施設調査」の報告では，訪問診療を実施している医療機関は病院，診療所のいずれも30%以下に過ぎませんでした．高齢心不全患者の増加により，在宅医療を必要とする患者数は増加しますが，実際に提供できる在宅医療には限界があり，このままでは需要と供給に大きな差を生じることが危惧されています．「心不全パンデミック」に対応するために，2016年10月に発表された日本心不全学会の『高齢心不全患者の治療に関するステートメント（高齢心不全患者の治療に関するステートメント策定委員）』において木原康樹委員長は，「心不全が巷に溢れる疾患（Common Disease）と言えるほど一般的な疾患であり，その絶対数がさらに増加する」こと，「高齢心不全患者の管理においては，基幹病院の循環器専門医よりはむしろ，かかりつけ実地医家等が地域で形成する診療体制こそがその診療において主体的な役割を果たすことになる」ことを宣言しました．

これまで，多くの循環器専門病院において，入院から外来診療につながるシームレスな心不全診療と，多職種連携による患者オリエンテッドな診療を目指した

さまざまな診療の試みが，数々の書籍にまとめられて出版されています．著者が作成に参加した，日本循環器学会の循環器病の診断と治療に関するガイドラインである『循環器領域における末期医療への提言（2008-2009 年度合同研究班報告　班長野々木宏）』や『急性心不全治療ガイドライン 2011 年改訂版（2010 年度合同研究班報告　班長和泉徹）』では，現段階においてわが国で一般に認められ，標準化すべき内容が網羅されています．

　しかし，高齢心不全患者さんに最も近い存在であるかかりつけ実地医家の立場から，心不全の日常診療における診かたをまとめた書籍はありません．本書は，実地医家の立場で，『かかりつけ医のための心不全の診かた』をまとめました．地域において高齢心不全患者さんの診療にかかわる多くの方々のお役に立てることを願っております．

　　　　　　　2017 年 8 月

　　　　　　　　　　　　　　　　　　　　　　　横 山 広 行

目 次

§1 心不全パンデミックに向けた，かかりつけ実地医家の役割と診療のコツ ……………………………………………… 1

心不全患者の病状がどのように進展するかを理解する…………… 2

心不全の特徴的病態であるうっ血と末梢循環不全を
簡便に評価する方法………………………………………………… 5

心不全の重症度ステージに沿った，段階的な治療方針を知る……… 9

§2 かかりつけ実地医家のための，心不全診察における胸部 X 線読影のコツ ………………………………………… 13

かかりつけ医として心不全患者の診察に
胸部 X 線を上手に利用する ………………………………………… 14

胸部 X 線で隠れ心不全による軽微な肺うっ血を見つけ出す ……… 15

外来診療において，胸部 X 線により
肺うっ血の病態を連続的に比較して評価する…………………… 19

呼吸困難を呈して外来を受診する患者さんの原因を，
胸部 X 線により鑑別する ………………………………………… 20

§3 心不全診察における血清 BNP 値測定の意義：BNP 値と胸部 X 線の関係に注目する ……………………… 23

血清 BNP 値を測定することにより，
心不全症状のない低心機能患者を見つけ出せるか？……………… 24

心不全診療におけるスクリーニング検査としての
血清 BNP 値測定の意義 …………………………………………… 24

緊急外来で測定する血清 BNP 値と心不全の関連 …………………… 28

血清 BNP 値を指標とした心不全治療 …………………………… 35

§4 心不全診療における水分出納の評価と管理 ………………… 37

水分出納の基本概念………………………………………………… 38

心不全患者における水分出納の評価方法………………………… 39

水分過剰な心不全における，利尿薬の使用について………… 43

ループ利尿薬にかかわる controversy について ……………… 47

§5 かかりつけ医として，急性心不全・慢性心不全の 急性増悪に対応するコツ ………………………………………… 51

急性心不全・慢性心不全の急性増悪時に，収縮期血圧で
患者さんを層別化する……………………………………………… 52

Nohria-Stevenson の臨床病型を慢性心不全の
急性増悪に活用する………………………………………………… 60

急性心不全治療における呼吸管理の手順………………………… 61

§6 高齢心不全患者さんの外来診療で，最も重要な仕事は 併存疾患の管理です ……………………………………………… 68

虚血性心疾患の影響………………………………………………… 70

癌と心不全…………………………………………………………… 71

中枢神経系の障害（うつ状態，脳卒中，自律神経失調を含む）と
心不全………………………………………………………………… 71

慢性心不全患者における糖尿病の管理…………………………… 74

勃起障害……………………………………………………………… 75

痛風と関節リウマチ………………………………………………… 76

低カリウム血症，高カリウム血症………………………………… 76

脂質異常症…………………………………………………………… 76

高血圧症……………………………………………………………… 76

鉄欠乏性貧血……………………………………………………………… 77

腎機能障害………………………………………………………………… 78

肺疾患（喘息，COPD）………………………………………………… 80

肥満………………………………………………………………………… 80

睡眠時無呼吸症候群……………………………………………………… 80

心臓弁膜症………………………………………………………………… 82

§7 高齢心不全診療における栄養評価と補充療法 ……………… 86

高齢心不全患者におけるサルコペニアとフレイルについて………… 87

高齢者心不全患者の栄養状態の評価方法……………………………… 89

高齢者心不全患者における栄養補充療法について…………………… 94

§8 高齢心不全診療における在宅診療 ……………………………… 101

心不全患者に対する包括的疾病管理と，

　在宅医療における訪問診療……………………………………………… 102

症例からみる心不全患者に対する在宅医療のポイント……………… 106

§9 高齢心不全診療における心不全末期医療と
緩和ケアを学ぶ ……………………………………………………… 117

心不全における末期状態と終末期医療………………………………… 118

心不全の緩和ケアを導入するために，

　医療従事者が考慮すべきこと…………………………………………… 120

症例から日本における心不全末期治療の現状と問題点を考える…… 123

末期医療における心不全緩和ケアと積極的診療，

　そしてグリーフケアの関係……………………………………………… 125

索　引………………………………………………………………………… 131

SECTION 1

心不全パンデミックに向けた，かかりつけ実地医家の役割と診療のコツ

1. 日本では高齢者の増加に伴い，高齢心不全患者さんが顕著に増加する「心不全パンデミック」により，かかりつけ実地医家が心不全診療の中心的役割を担う時代を迎えています．
2. かかりつけ実地医家が高齢心不全患者さんを診察するとき，①心不全患者の病状がどのように進展するかを理解すること，②心不全の特徴的病態であるうっ血と末梢循環不全を外来診療で簡便に評価する方法を習得すること，そして，③心不全の重症度ステージに沿った薬物療法の治療方針を知ることが，日々の外来診療に役立つポイントです．

■ はじめに

　日本では高齢者の増加に伴い，「心不全パンデミック」といわれるように高齢心不全患者さんが顕著に増加することが予想されます．基幹病院の循環器専門外来ですべての心不全患者の診療を継続することは困難になるため，基幹病院における治療は急性非代償性心不全が主体となり，慢性期診療は地域において診療所が担うという役割分担が明確な時代を迎えようとしています．そのため，心不全発症の危険因子である高血圧症や糖尿病などの基礎疾患を外来で診察している実地医家は，心不全徴候が顕在化してからも，かかりつけ医として高齢心不全患者さんの診療を継続して担う機会が多くなると思います．

　実地医家がかかりつけ医として高齢心不全患者さんの外来診療を担当するときには，心不全再入院を少しでも減らすこと，そして心不全により患者さんのQOLができるだけ損なわれないように努めることが診療の目標になります．本章では，かかりつけ実地医家が高齢心不全患者の診療に携

わるときに役立つ，3つのポイントについて説明します．

心不全患者の病状がどのように進展するかを理解する

高齢心不全患者さんの病状がこれからどのように変化するのか，病状の進展に伴い入院する危険性がどのように増えていくのかを理解することは，患者さんや介護者である家族に対して，併存症や生活環境の問題など心不全を総合的に管理するための治療方針を説明することに役立ちます．また，地域では病院との医療連携において，再入院の必要性について相談することに役立ちます．そこで，かかりつけ実地医家の外来診療に役立つ第1のポイントとして，Goodlin らが2009年に発表した心不全患者における経年的な身体機能の変化と，最終的に終末期に至る経過をまとめた概念図[1,2] をもとにして，心不全患者の病状進行について説明します（ 図1-1 ）．

はじめに高齢心不全患者さんの病状がどのように変化していくか病みの軌跡を， 図1-1 に沿って考えてみます．先天性心疾患や若年発症の拡張型心筋症など特定の疾患を除くと，多くの患者さんは成人になりさまざまな病因や誘因により心不全症状が顕在化したときに，初めて心不全に罹患したことを認識します（ 図1-1 ①：心不全治療開始時期）．心不全の最大の特徴であり，癌などの疾患と大きく異なる点は，初回発症の心不全で入院した患者さんの9割以上は，退院時には心不全症状は改善し，自覚症状はほとんど消失することです．そのため，退院すると「心不全は治った」と考える患者さんに出会うことがあります．しかし実際には，入院加療により退院時には心不全徴候は軽快していますが，退院後に心不全症状は進行性に悪化することが多いため，入退院を繰り返し，断続的に重症化します（ 図1-1 ②：断続的な悪化時期）．例えば 図1-2 に示すように，循環器専門病院に急性非代償性心不全で入院した患者を対象にして，初回入院症例と再入院症例とで退院後の予後を比較検討すると，再入院症例は初回入院症例に較べて，退院してから1～2年以内に再入院や死亡する割合が有意に高いことから，一度顕在性の心不全徴候が出現し入院治療が

必要になった患者さんは，心不全入院歴のない患者さんに較べて再入院する頻度が高いことは明らかです．そして，多くの場合，入退院を繰り返し断続的に病態が悪化し，やがては終末期（図1-1 ③：ステージD以降の終末期）から死に向かいます．このような典型的経過を辿らず，退院後に再入院しないことや，初回入院の退院直後に突然死を生じることもありますが，多くの高齢心不全患者さんは図1-1 のような経過を辿ります．

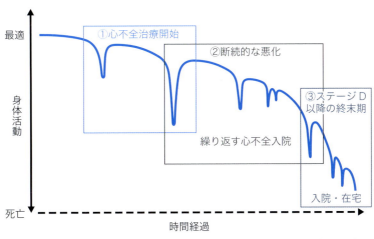

図1-1 慢性心不全患者における人生の時間経過と身体活動レベルの推移：病みの軌跡
(Goodlin SJ. J Am Coll Cardiol. 2009; 54: 386-96[1] より改変)

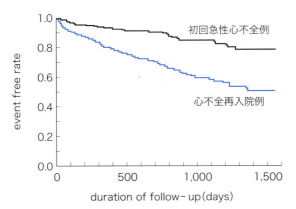

図1-2 心不全症例の長期予後
再入院例の生命予後は非常に悪い．（横山広行．日本循環器学会学術集会2012年．福岡）

それでは，かかりつけ実地医家は，高齢心不全患者さんの病状進展に合わせてどのような対応をすべきかを考えてみます．初めて心不全徴候が顕在化し，心不全治療を開始するとき（ 図1-1 ①），診察医が第1に行うべきことは入院治療が必要か，それとも外来で治療できる状態であるかを判断することです．一般的に緊急入院の必要性はバイタルサインと自覚症状の強さにより判断します．緊急入院が必要ではないと判断した場合でも，初回心不全であれば症状が顕在化した原因を究明するために，一度は循環器専門医の診察が必要です．また，心不全の原因が急性心筋梗塞や重症不整脈による場合には，心不全徴候が急激に出現するために，かかりつけ医の外来を受診することなく，直接基幹病院へ搬送され入院することが多いと思います．入院治療により呼吸困難に対する酸素療法と水分バランスの適正化が図られ，原因が除かれることにより心臓への負荷が軽減すると，多くの症例では心不全症状が消失し，退院後には外来診療を行うことになります．このような場合に，かかりつけ実地医家は入院担当医から，心不全の増悪した原因と入院中の治療内容について診療情報を提供していただき情報共有することにより，その後の外来診療に反映することが大切です．また，高齢心不全患者で入院中にフレイルが進展することにより，退院後に通常の外来通院が困難であると判断される場合には，かかりつけ実地医家による在宅診療が必要になることがあります．

　それでは，初回心不全により入院した患者さんが退院するときには，かかりつけ医は外来診療でどのようなことに注意すべきなのでしょうか．心不全で入院した患者さんに対して，退院後1週間以内の患家宅訪問や，直接電話での病状確認を包括的診療管理（第8章で詳述）として実施することにより，心不全による再入院が抑制される可能性が1990年代に報告されました[3]．しかし，近年施行された大規模無作為化比較試験（RCT: randomized control trial）では，退院後に画一的な包括的心不全管理を導入しても，定期的に循環器科外来に通院する患者と比べて，心不全再入院率，死亡率は抑制されませんでした[4-6]．このRCTの結果から，「心不全に対する包括的診療管理は無効である」と結論するのではなく，退院時に画一的な心不全管理をするのではなく，個々の患者さんの病状に合わせ

た治療を選択することが必要であると理解すべきです．また，初回入院の場合には，日常生活や食事について的確な自己管理（セルフケアマネージメント）ができるように患者・患者家族に指導することが必要です．症状が消失し退院するときに，「心不全は治った」と勘違いしないように，服薬遵守することの重要性を十分に説明することも大切です．一方，断続的に心不全病状が悪化し，入退院を繰り返す時期（図1-1 ②）には，患者さんの重症度やフレイルの程度に合わせて，包括的診療管理として必要に応じた在宅診療を取り入れ積極的にかかわることにより，細やかに生活環境を管理し，心不全再入院を抑制することが重要になります．

さらに病状が進行し，終末期心不全になると（図1-1 ③），積極的な治療と同時に緩和医療の導入を検討する時期になります．多くの高齢心不全患者さんでは，フレイルによる低栄養状態や認識機能障害，うつ症状が臨床的問題として前面に出てくるため，かかりつけ医は心不全の終末期医療に対する対策として，心不全の症状緩和とQOLの向上，そして終末期をどのように迎えるかを患者・患者家族と検討することが必要になってきます．

心不全の特徴的病態であるうっ血と末梢循環不全を簡便に評価する方法

かかりつけ実地医家が高齢心不全患者の外来診療を担当するとき，心不全の典型的病態であるうっ血所見と，重症心不全で認める組織低灌流所見を評価することは大変重要です．そこで第2のポイントとして，身体的所見に基づいた簡便な血行動態評価方法として，外来診察で実施することができるNohria-Stevensonの臨床分類[7]について説明します．慢性心不全患者さんの状態が悪化し非代償性心不全に陥り入院治療が必要になる場合，その6～8割くらいの症例は水分過剰のためにうっ血を生じ呼吸困難を訴えることが報告されていました．さらに最近では，急性・慢性心不全の診断と治療に関する欧州心臓病学会（ESC: European Society of Cardiology）の2016 ESC Guidelines（以下2016 ESC Guidelines）[8]

において，急性心不全の95%の症例はうっ血所見を有すると記載されています．そのため，外来通院している患者さんが，呼吸困難を訴えて救急搬送が必要な病態に陥る前に，水分過剰であることを評価することができれば，早期治療介入により心不全入院を回避できる可能性があります．

　Nohria-Stevenson分類は慢性心不全患者の外来診察において，心不全の病態を把握するために，うっ血所見があるかないか，組織低灌流所見があるかないかを評価することにより臨床病型を4群に分類する方法です．左室充満圧上昇による肺うっ血や体液貯留がある状態を"wet"，体液貯留がなければ"dry"と定義し，組織低灌流所見があれば"cold"，なければ"warm"と定義しています（図1-3）．

　Nohria-Stevenson分類の最大の特徴は，外来において問診，視診，触診，血圧などの身体所見を用いて約2分間で心不全の病態を簡便に評価することです．具体的には，『うっ血（wet)』を示す所見として，起座

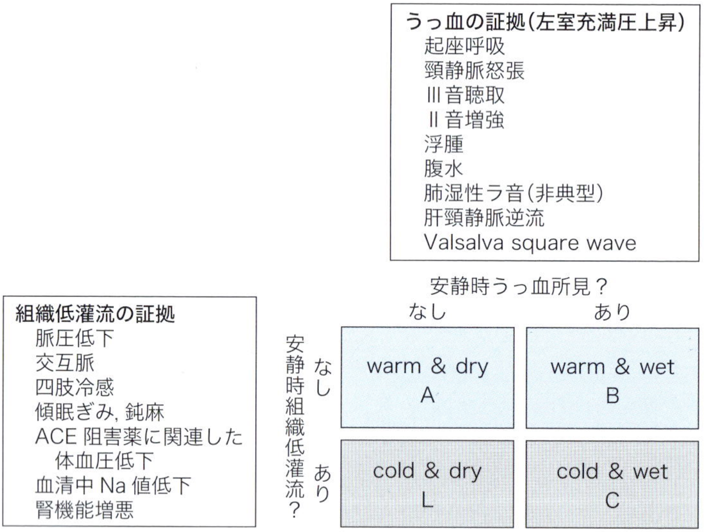

うっ血の証拠（左室充満圧上昇）
　起座呼吸
　頸静脈怒張
　III音聴取
　II音増強
　浮腫
　腹水
　肺湿性ラ音（非典型）
　肝頸静脈逆流
　Valsalva square wave

組織低灌流の証拠
　脈圧低下
　交互脈
　四肢冷感
　傾眠ぎみ, 鈍麻
　ACE阻害薬に関連した
　　体血圧低下
　血清中Na値低下
　腎機能増悪

安静時うっ血所見？

	なし	あり
安静時組織低灌流？ なし	warm & dry A	warm & wet B
安静時組織低灌流？ あり	cold & dry L	cold & wet C

図1-3 急性心不全症候群の臨床病型
（Nohria A, et al. JAMA. 2002; 287: 628-40[7] より改変）

呼吸，頸静脈怒張（図1-4），Ⅲ音聴取，Ⅱ音増強，浮腫，腹水，肺湿性ラ音（非典型），肝頸静脈逆流，Valsalva square wave を観察します．起座呼吸は左室充満圧上昇に対して最も感度，特異度が高い症状であることが報告されています．また，頸静脈怒張と夜間咳嗽も，左室充満圧の上昇を表す感度の高い症状です．しかし，下腿浮腫や湿性ラ音はしばしば臨床において遭遇する所見ですが，心不全に対する感度，特異度はともに低いため，心不全とは無関係に出現したり，心不全で慢性的に左室充満圧が上昇していても出現しないことがあります．一方，低心拍出量に基づく『組織低灌流（cold）』の所見には，脈圧の狭小化，交互脈，四肢冷感，傾眠傾向，鈍麻，ACE 阻害薬に関連した体血圧低下，血清ナトリウム値低下，腎機能増悪があげられています．組織低灌流を評価するこれらの項目も，外来診察で観察できる項目ですが，心機能が低下し，末梢循環不全を生じる可能性を念頭に置いて診察していないと見過ごしてしまうかもしれない所見です．そのため，cold の存在を掌握するには，身体所見を注意深く観察することが必要です．末梢循環不全を生じると尿量減少，傾眠傾向，口唇や爪床のチアノーゼを伴うこともあるため，参考にすべき所見です．

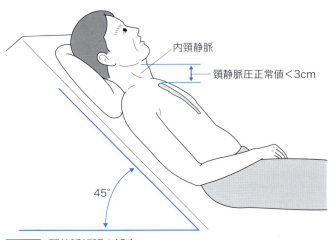

図1-4　頸静脈怒張の観察

従来，Nohria-Stevenson 分類は慢性心不全患者を評価する方法でしたが，急性心不全症例でも多くの場合は当てはまるため，日本循環病学会の『急性心不全治療ガイドライン（2011年改訂版）[9]』でも紹介しています．2016 ESC Guidelines[8] と米国心臓病学会財団/米国心臓協会（ACCF/AHA；American College of Cardiology Foundation/American Heart Association）の急性・慢性心不全の診断と治療に関するガイドライン 2013[10] においても，急性心不全や慢性心不全の急性増悪の評価に有効であることが紹介されています．実際に，国立循環器病研究センターに急性非代償性心不全で緊急入院した連続 662 例を Nohria-Stevenson 分類に当てはめ，各群の症例割合と院内死亡率を分析すると，warm & dry は 2.6%（死亡率 0%），warm & wet は 72.6%（死亡率 3.8%），cold & wet は 24.6%（死亡率 9.9%）であり，この臨床病態の分類は急性心不全の重症度をよく反映していました（図1-5，表1-1）．なお，急性心不全患者で Nohria-Stevenson 分類を用いて病態を評価するときに注意すべき点として，急性心不全によって末梢血管抵抗が急激に上昇し呼吸困難が著明になる症例では，心機能低下を伴う組織低灌流を認めない場合にも，過剰なカテコラミン分泌の影響により著明な冷汗と四肢

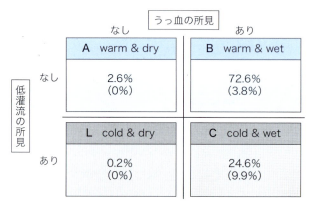

図1-5 Nohria-Stevenson の臨床病型分類
wet項目のうち1つでも陽性であればwet，cold項目のうち1つでも陽性であればcoldと判定した．
（　）内は院内死亡率
(Sekiguchi K, et al. The 74th Annual Scientific Meeting of the Japanese Circulation Society. March 2010)

表 1-1 Nohria-Stevenson 分類の実際
(Sekiguchi K, et al. The 74th Annual Scientific Meeting of the Japanese Circulation Society. March 2010)

cold を示す所見		wet を示す所見	
脈圧＜ 25%	6%	発作性夜間呼吸困難/起座呼吸	79%
交互脈	14%	頸静脈の怒張	77%
四肢の冷感	26%	S_3 の聴取	71%
		下肢の浮腫	60%
		湿性ラ音	80%
		肝頸静脈逆流	30%

冷感を認めることがあります．この急激な体血圧上昇に伴う四肢冷感は心機能低下を反映している所見とは限らないことを知っておくべきです．一方，慢性心不全患者を外来で診察しているときに，著明な四肢冷感を認めたら，末梢循環障害の存在を示唆する所見として見落とさないことが重要です．実際には，かかりつけ実地医家が日常の外来で診察する顕在性心不全患者の 9 割以上は，うっ血（wet）が病態の主体であり，組織低灌流（cold）の患者はまれです．しかし，もしも外来診察で身体所見を観察し，cold による末梢循環障害が疑われる場合には，重篤な心機能障害を生じている可能性があるため，直ちに心臓超音波検査，胸部 X 線検査，血清 BNP 値などにより十分に病態を評価することが必要です．

心不全の重症度ステージに沿った，段階的な治療方針を知る

　慢性心不全患者さんに対して，外来診療で処方する薬剤の選択手順について，「難解で複雑」というイメージをもたれている実地医家は多いのではないでしょうか．確かに，慢性心不全に対して使用される薬剤は多岐にわたりますが，実際には治療の有効性が確定している薬剤は少ないのが現状です．そこで，第 3 のポイントとして，ACCF/AHA の急性・慢性心不全の診断と治療に関するガイドライン 2005[11] において提示された，心不

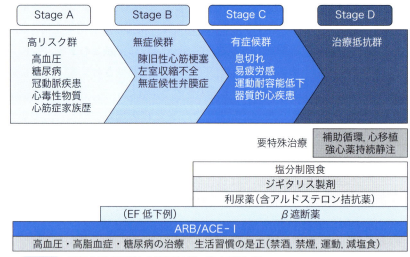

図1-6 心不全診療指針 ACC/AHA ガイドライン
(Hunt SA, et al. J Am Coll Cardial. 2005; 46: e1-82より改変)

　全重症度をステージAからステージDに分類し，各ステージに沿って有効性が確定した薬剤選択を推奨する治療指針について説明します（図1-6）．この心不全重症度のステージ分類は日本循環器学会における『慢性心不全治療に関するガイドライン』[12]においても記載されており広く普及しています．

　心不全重症度のステージ分類における最大の特徴は，心機能障害を認めない症例でも，高血圧症，糖尿病，冠動脈疾患，心毒性物質の曝露，心筋症の家族歴を有する場合には，心不全発症の高リスク症例のため，心不全徴候や自覚症状を認めない非顕在性心不全としてステージAに分類することです．実地医家の外来では，ステージA～Bのまだ症状の出ていないいわゆる不顕性心不全患者さんを，多数診療していると思います．ステージAでは高血圧症，脂質異常症，糖尿病など各リスク因子をそれぞれの疾患のガイドラインにしたがって治療し，同時に禁酒，禁煙，運動，減塩食を敢行することにより生活習慣を是正することが推奨されています．高血圧症に対しては心不全症状の発症予防のためにACE阻害薬によ

る治療を開始することが推奨されています．陳旧性心筋梗塞，左室収縮不全，無症候性弁膜症を合併している場合は，明らかな心不全症状のない無症候性心不全の状態であっても，ステージBに分類されます．特に左室駆出率低下を認める場合はβ遮断薬の導入が推奨されます．さらに息切れ，易疲労感，運動耐容能低下，器質的心疾患による心不全症候を認める場合は，有症候性心不全としてステージCに分類され，塩分制限を実施するとともに，ジギタリス製剤，利尿薬（アルドステロン拮抗薬も含まれます）の導入を検討することが推奨されています．最後に，病態が進行し心不全治療に抵抗性を示す症例はステージDに分類され，強心薬の持続静注，症例に応じた特殊治療として補助循環装置装着や心移植を検討します．このように心不全重症度をステージAからDに分類することにより，各ステージに沿った治療薬を段階的に導入する考え方は理解しやすく，かかりつけ実地医家の外来診療でも活用しやすい考え方だと思います．

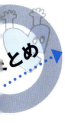

　実地医家が外来で心不全患者を診察するきっかけは，初診患者さんが急性心不全を患って受診してくる場合，外来通院中の患者さんが基礎疾患として慢性心不全を合併している場合，そして心不全で入院加療を受け，病態が安定した退院後に外来もしくは在宅診療を依頼される場合などさまざまな状況で心不全診療を開始することが想定されます．2025年に向けて直面する心不全パンデミックを克服するためには，心不全診療における入院から退院に続くシームレスな連携体制を整えるために，実地医家が外来診療と在宅医療に積極的に関わることが，唯一の解決方法だと思います．かかりつけ実地医家が高齢心不全患者さんの外来診療を担うとき，①心不全において病状がどのように進展するのか，②外来診療でうっ血と組織低灌流を評価し心不全の病態を把握すること，そして，③心不全の重症度ステージに沿った薬物療法をしっかりと理解して，診療に当たることが大切です．

文献

1) Goodlin SJ. Palliative care in congestive heart failure. J Am Coll Cardiol. 2009; 54: 386-96.
2) 日本循環器学会，編．循環器疾患の診断と治療に関するガイドライン（2008-2009年度合同研究班報告）．循環器領域における末期医療への提言．2010.
3) Rich MW, Beckham V, Wittenberg C, et al. A multidisciplinary intervention to prevent the readmission of elderly patients with congestive heart failure. N Engl J Med. 1995; 333: 1190-5.
4) Jaarsma T, van der Wal MH, Lesman-Leegte I, et al. Effect of moderate or intensive disease management program on outcome in patients with heart failure: Coordinating Study Evaluating Outcomes of Advising and Counseling in Heart Failure（COACH）. Arch Intern Med. 2008; 168: 316-24.
5) Angermann CE, Stork S, Gelbrich G, et al. Mode of action and effects of standardized collaborative disease management on mortality and morbidity in patients with systolic heart failure: the Interdisciplinary Network for Heart Failure（INH）study. Circ Heart Fail. 2012; 5: 25-35.
6) Stewart S, Carrington MJ, Marwick TH, et al. Impact of home versus clinic-based management of chronic heart failure: the WHICH?（Which Heart Failure Intervention Is Most Cost-Effective & Consumer Friendly in Reducing Hospital Care）multicenter, randomized trial. J Am Coll Cardiol. 2012; 60: 1239-48.
7) Nohria A, Lewis E, Stevenson LW. Medical management of advanced heart failure. JAMA. 2002; 287: 628-40.
8) Ponikowski P, Voors AA, Anker SD, et al. 2016 ESC Guidelines for the diagnosis and treatment of acute and chronic heart failure: The Task Force for the diagnosis and treatment of acute and chronic heart failure of the European Society of Cardiology （ESC）Developed with the special contribution of the Heart Failure Association（HFA）of the ESC. Eur Heart J. 2016; 37: 2129-200.
9) 日本循環器学会，編．循環器疾患の診断と治療に関するガイドライン（2010年度合同研究班報告）．急性心不全治療ガイドライン（2011年改訂版）．2011.
10) Yancy CW, Jessup M, Bozkurt B, et al. 2013 ACCF/AHA guideline for the management of heart failure: a report of the American College of Cardiology Foundation/American Heart Association Task Force on practice guidelines. Circulation. 2013; 128: e240-327.
11) Hunt SA. ACC/AHA 2005 guideline update for the diagnosis and management of chronic heart failure in the adult: a report of the American College of Cardiology/ American Heart Association Task Force on Practice Guidelines（Writing Committee to Update the 2001 Guidelines for the Evaluation and Management of Heart Failure）. J Am Coll Cardiol. 2005; 46: e1-82.
12) 日本循環器学会，編．循環器疾患の診断と治療に関するガイドライン（2009年度合同研究班報告）．慢性心不全治療ガイドライン（2010年改訂版）．2010.

SECTION 2

かかりつけ実地医家のための，心不全診察における胸部 X 線読影のコツ

ここが
ポイント

1. かかりつけ医が心不全患者を診察するとき，胸部 X 線は最も重要な検査の 1 つです．
2. 心不全患者の診察に胸部 X 線を利用するための，3 つの目的を紹介します．
3. 胸部 X 線は，隠れ心不全による軽微な肺うっ血を見つけ出す手助けになります．
4. 心不全の外来診療において，胸部 X 線は肺うっ血の病態を連続的に評価するときに効力を発揮します．
5. 呼吸困難を呈して外来を受診する患者さんにおいて，胸部 X 線は原因鑑別に有効です．

■ はじめに

　かかりつけ実地医家が外来で心不全患者さんを診療するとき，胸部 X 線を利用する目的は大きく分けて 3 つあると思います．第 1 の目的は，全身浮腫，組織低灌流などの心不全に伴う理学的所見が軽度で，胸部聴診などの身体所見では肺うっ血の有無を判定することが困難な軽症心不全（いわゆる，隠れ心不全）において，微細な間質性肺うっ血を評価することです．第 2 の目的は，外来で診療している慢性心不全患者さんにおいて，病態の変化が疑われたときに，連続的に撮影した X 線を比較することにより肺うっ血の程度を評価することです．そして第 3 の目的は，呼吸困難を訴えて受診する外来患者を診察するとき，呼吸不全の原因が心原性のうっ血性心不全であるか，腎不全などの体液増加による容量負荷なのか，外傷や肺炎などの炎症に伴う浸透圧上昇に伴う変化なのかを鑑別するために利用することだと思います．

かかりつけ医として心不全患者の診察に
胸部X線を上手に利用する

　最近，循環器専門医が心不全患者を診察するとき，心臓ポンプ機能と容量負荷を評価するために心臓超音波検査を第1選択で使用することが多くなり，胸部X線により心不全を評価することが以前ほど重要視されなくなっているようです．米国心臓病学会財団／米国心臓協会（ACCF/AHA: American College of Cardiology Foundation/American Heart Association）の急性・慢性心不全の診断と治療に関するガイドライン2013[1]）では，肺うっ血を評価する場合に胸部X線は診断的感度が低いことが指摘されており，心不全における胸部X線所見の具体的な読影方法は記載されていません．また，急性・慢性心不全の診断と治療に関する欧州心臓病学会（ESC: European Society of Cardiology）の2012 ESC Guidelines[2]）（以下2012 ESC Guidelines）では，胸部X線は心不全の補助診断として治療効果の判定や，心不全に伴う肺うっ血と炎症疾患や肺感染症との鑑別に有効であることは記載されていますが，やはりうっ血性心不全における胸部X線所見の具体的な読影方法は記載されていません．確かに，慢性心不全患者では，肺動脈楔入圧（PCWP）が上昇している重症例であっても，胸部X線で肺うっ血所見を認めないことがしばしばあります．一方で，外来診療において胸部X線は，大変簡便に撮影することができるようになりました．また，胸部X線は血清BNP値と併用することにより，うっ血性心不全の診断精度が向上することが報告されていることから，やはり実地医家の診察において重要な診断方法であることに変わりはありません．日本循環器学会の『急性心不全の治療に関するガイドライン』[3]）では，胸部X線所見の詳細な読影方法が説明されています．かかりつけ実地医家が心不全患者を診察するうえで，外来における胸部X線検査は大変重要であり，本章ではなるべく具体的に心不全における読影所見について解説することを心がけました[4,5]）．

胸部 X 線で隠れ心不全による軽微な肺うっ血を見つけ出す

　心不全により軽度の肺うっ血を生じると，坂道を登るときに呼吸困難を自覚し，夜間の排尿が増加するような軽度の心不全症状，いわゆる隠れ心不全症状が出現します．隠れ心不全では下腿浮腫や肺野湿性ラ音などの肺うっ血に伴う理学的所見は軽微なため，身体所見で肺うっ血を判定することに難渋することがよくあります．このようなときに，胸部 X 線で初めに出現する所見は，肺血流再分布であるといわれています．心不全における肺うっ血の程度は，一般的に左室充満圧（LVEDP）や肺動脈楔入圧（PCWP）の上昇により生じる肺静脈圧（血漿膠質浸透圧）の上昇と相関しています．例えば，PCWP が 12mmHg から 17mmHg に軽度上昇すると，肺静脈圧が上昇し上肺野への肺血流が増加することにより，下肺野に比べ上肺野の肺血管径が拡大し，多くの場合は肺血流の再分布（redistribution）として観察されます（ 図2-1 ， 図2-2 ）．緩徐に LVEDP が上昇する場合には，PCWP が 20mmHg の高値になっても 40％近くの症例は胸部 X 線に異常所見を認めないという報告もありますが，多くの症例では PCWP が 17mmHg から 20mmHg に上昇すると，胸部 X 線に間質性肺水腫を表す異常所見が出現するため，うっ血性心不全の診断に役立ちます[6]．間質性肺水腫の発生する機序として，通常では肺小葉間隔壁は大変薄いため健常者では胸部 X 線で確認できないことが多いのですが，肺静脈圧が上昇し間質性水腫を生じることにより，小葉間隔壁の間質が肥厚するために間質隔壁が可視化されるといわれています．

　肺の間質性変化により生じる小葉間隔壁肥厚を反映した陰影は Peter Kerley により命名された A ライン，B ライン，C ラインの所見がよく知られています[7]．Kerley A ラインは肺門部から上葉に気管支と交わることなくやや弯曲して広がる 4cm 程度の線状影です（ 図2-1 ， 図2-3 ）．Kerley B ラインは間質性肺水腫における最も一般的な所見であり，両側中下葉の末梢側で外側に胸膜まで広がる幅 0.2cm 程度で長さ 3cm 以下の水平に走る短い線状影で，肋骨横隔膜角部に横走するように観察される所見です（ 図2-1 ， 図2-4 ）．Kerley C ラインは下肺野で B ラインより

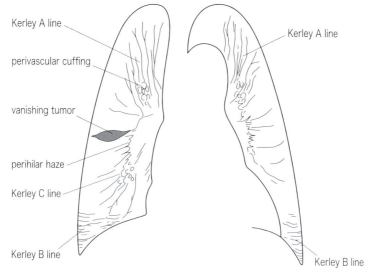

図 2-1 間質性肺水腫でみられる陰影

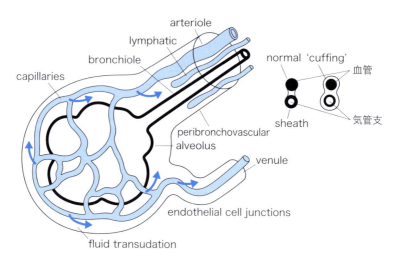

図 2-2 cuffing sign の出現する機序
(Milne EN, et al. AJR Am J Roentgenol. 1985; 144: 879-94[8])

もやや内側にみられる細かい網状影ですが，注意深く観察しないとみることは少ないと思います．一般的に Kerley ラインの出現は一過性であり，心不全の治療により消失する所見ですが，肺水腫を反復する症例では間質が線維化を生じるために Kerley ラインの所見が残存することがあるため評価には注意が必要です（ 図 2-4 ）．

　間質性肺水腫の所見として，気管支周囲（peribronchial）と血管周囲（perivascular）に cuffing sign が観察されます．気管支と肺血管は互いに隣接し，リンパ管とともに管状（sheeth）の組織に覆われているため，動脈から滲出した液体成分は通常は間質には浸出しないでリンパ管から再吸収され静脈に排出されます．また，肺胞上皮細胞間の結合は強いため通常は液体成分が肺胞内に漏れ出ることはないといわれています．しかし，肺静脈圧が著明に上昇すると，リンパ管を介した排出が間に合わなくなり，動脈から漏れ出た液体成分が sheeth 内を充満するため，気管支周囲，および血管周囲の間隙が広がり拡張します[8]（ 図 2-2 ）．健常者では胸部 X 線において中等度の気管支や肺血管の断面像が描出されますが，間質性肺水腫により sheeth 内が充満されると，気管支や肺血管の輪郭が不鮮明になるため，断面像は結節状でカフスボタンのように描出されます．気管支周辺の壁厚が増加すると特徴的な空洞管のような形態となるため，気管支周囲の peribronchial cuffing サインとして描出されます（ 図 2-1 ，図 2-5 ）．比較的大きな中心肺動脈の周囲の間質が腫脹すると，肺血管辺縁が不明瞭化するため perihilar haze を形成します．perihilar haze は胸部 X 線正面像で右肺門部に好発することが多く，うっ血性心不全が軽快することによりその所見は消失し，血管陰影の辺縁は明瞭になります（ 図 2-6 ）．

　間質性肺水腫の胸部 X 線所見について説明しましたが，肺底部病変の間質性肺水腫による微細な変化を評価することは困難なこともあるため，状態が安定しているときにコントロールとなる X 線を撮影していくことは重要なことです．

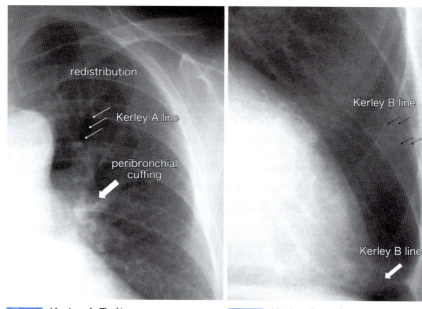

図2-3 Kerley A ライン

図2-4 Kerley B ライン

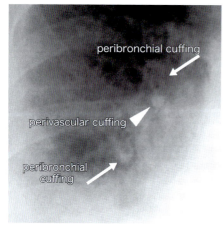

図2-5 peribronchial cuffing と perivascular cuffing

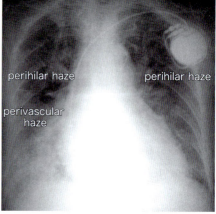

図2-6 perivascular haze と perihilar haze

外来診療において，胸部X線により肺うっ血の病態を連続的に比較して評価する

外来で診察している慢性心不全患者さんが呼吸困難を訴えるとき，胸部X線を比較することにより肺うっ血を評価することは重要な診断方法です．2012 ESC Guidelines[2]では，胸部X線は心不全の補助診断として治療効果の判定に有効であり，特に治療前後の比較や，症状のない非顕性時と心不全症状が出現した顕性時を比較することにより診断に活用できると報告されています．肺静脈圧が軽度上昇すると血管周囲の間質に液性成分があふれ間質性肺水腫になりますが，さらに肺静脈圧が25mmHg以上になると間質からリンパ管を介した排出が間に合わなくなり，肺胞内圧を超えることにより急激に肺胞内へ液性成分が流入して肺胞性肺水腫を生じます[9]．肺静脈圧の上昇が著しい場合には，両側肺門部に境界不鮮明な斑状陰影が出現し，このとき肺野末梢は肺胞性浮腫や間質性浮腫を生じにくいため，蝶の羽（butterfly shadow），蝙蝠の羽（batwings）などと形容される特徴的陰影を呈します．急性心筋梗塞において胸部X線所見により肺水腫の重症度を正常で0，肺血流再分布所見をⅠ，間質性肺水腫（Kerley Bライン）をⅡ，局所肺胞性肺水腫の存在をⅢ，びまん性肺胞性肺水腫出現をⅣと評価して5段階に分類すると，胸部X線における重症度は予後と相関することが報告されています[10]．

呼吸困難を訴え肺うっ血が急激に進行し，びまん性肺胞性肺水腫を生じる患者さんでは，胸部X線で間質性肺水腫の所見を認める間もなく，肺胞性肺水腫の所見を呈することがしばしばあります．原因疾患として心臓の機械的損傷である乳頭筋断裂や感染性心内膜炎による弁尖破壊などの僧帽弁機能不全，広範心筋梗塞などの心疾患以外に，腎不全，過剰輸液などの心外性因子が関与することが報告されています．最近では，胸部X線で著明なびまん性肺胞性肺水腫の所見を呈する急性心不全症例のなかで，心不全の症状出現からわずか2～3時間以内にうっ血性肺水腫に進展する『電撃型肺水腫』とよばれる病態が注目されています[11]．電撃型肺水

腫の発生原因は十分には解明されていませんが，一般的には血圧上昇を契機に，急激にびまん性肺胞性肺水腫を生じることが多いようです[12]．電撃型肺水腫では左室収縮機能は保持されていることが多く，心機能低下を生じるような器質的心疾患を認めないことも多いのですが，急激な肺胞性肺水腫により著明な低酸素血症を生じるため，一刻も早く症状を緩和し，適切な酸素化を図り，血行動態を安定させるための治療が必要であり，循環器基幹病院への救急搬送が必要です．

呼吸困難を呈して外来を受診する患者さんの原因を，胸部 X 線により鑑別する

　本邦，および欧州の心不全ガイドラインでは，胸部 X 線は左室不全と炎症疾患，肺感染症の鑑別に有効であると記載されています．しかし実際には，外来で心不全患者さんが呼吸困難を訴えるとき，心不全以外に腎不全や過剰輸液，感染症などの心外性因子においても肺胞性肺水腫と類似した所見を生じることがあるため，胸部 X 線所見でこれらの病態を鑑別することに難渋する症例をしばしば経験します．肺炎でも間質の浮腫が起こるため，急性心不全との鑑別が困難になることがありますが，このような場合には心機能低下，血行動態悪化を確認することが肺炎と急性心不全の鑑別手段となることが記載されています．

　少し古い文献ですが，Milne らは肺水腫の原因を心原性の肺静脈圧上昇，腎不全に伴う容量負荷による浸透圧低下，外傷などに伴う毛細血管の透過性亢進の 3 群に分類し比較した研究を報告しています[8]．この報告では，1）肺血流の再分布は心原性肺水腫に特異的な所見である，2）心原性肺水腫では 90％の症例で肺うっ血は胸壁から心陰影まで均一に分布するのに対して，腎不全に伴う肺水腫では約 80％の症例で肺門部に肺水腫を認める，3）炎症に伴う毛細血管透過性が亢進した症例では縦隔血管陰影の幅（上大静脈と右主気管支の交叉点と大動脈左鎖骨下動脈分岐部の幅）は拡大することは少ないと報告しています．

腎性肺水腫の胸部 X 線所見の特徴は，血流再分布はまれであり，肺門周囲に浮腫を認め，肺血流量増加により縦隔血管陰影幅と奇静脈が拡大することがあげられていますが，心原性肺水腫と同様に peribronchial cuffing や Kerley B ライン，心拡大をしばしば認めるため鑑別には注意が必要です．一般的に心原性肺水腫では左右対称に肺うっ血が出現することが多いのですが，心原性のうっ血性肺水腫でも非対称的に陰影が出現することがあります．非対称的肺水腫が出現する原因には著明な肺気腫など肺実質の形態的変化に伴う，上葉や中葉の線維化による影響が報告されています[13]．

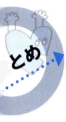

心不全の診療における胸部 X 線所見について説明しましたが，心不全の病態を評価するために，胸部単純 CT 検査や心臓超音波検査，血清 BNP 値などの検査所見と組み合わせて診断することも必要です．外来で呼吸困難を訴える症例において，心不全による肺胞性肺水腫と，腎不全などの容量負荷，外傷や肺炎などの炎症に伴う毛細血管の透過性亢進により生じる肺うっ血を，胸部 X 線により鑑別することが困難な場合には，心臓超音波検査による心機能の評価，採血検査による血清 BNP 値や炎症所見，腎機能の評価が鑑別に必要になります．症例によっては胸部単純 CT 検査により肺野の状態を評価することも鑑別方法として検討することが必要になります．最後に，実地医家が自施設内でポータブル撮影を行うことはほとんどありませんが，病院において心不全患者の急性期治療に胸部 X 線をポータブル撮影する場合には，仰臥位で撮影した場合には立位での撮影に比べて心陰影が拡大すること，血管陰影が増強されること，胸水が広がるために肺野の透過性が低下し全体が白く強調されることなど，撮影条件を考慮して所見を読影することが必要になります．

文献
1) Yancy CW, Jessup M, Bozkurt B, et al. 2013 ACCF/AHA guideline for the management of heart failure: a report of the American College of Cardiology Foundation/American Heart Association Task Force on practice guidelines. Circulation. 2013; 128: e240-327.
2) McMurray JJ, Adamopoulos S, Anker SD, et al. ESC guidelines for the diagnosis and

treatment of acute and chronic heart failure 2012: The Task Force for the Diagnosis and Treatment of Acute and Chronic Heart Failure 2012 of the European Society of Cardiology. Developed in collaboration with the Heart Failure Association (HFA) of the ESC. Eur J Heart Fail. 2012; 14: 803-69.

3) 日本循環器学会, 編. 循環器疾患の診断と治療に関するガイドライン (2010年度合同研究班報告). 急性心不全治療ガイドライン (2011年改訂版). 2011.

4) 横山広行. 胸部X線により診断する. Medical Practice. 2007; 24: 815-20.

5) 横山広行. 胸部X線写真を活用する. In: 北風政史, 他編. 循環器臨床サピア8 心不全の急性期対応. 東京: 中山書店; 2010. p.56-9.

6) Chait A. Interstitial pulmonary edema. Circulation. 1972; 45: 1323-30.

7) Koga K, Fujimoto K. Kerley's A, B, and C lines. N Engl J Med. 2009; 360: 1539.

8) Milne EN, Pistolesi M, Miniati M, et al. The radiologic distinction of cardiogenic and noncardiogenic edema. AJR Am J Roentgenol. 1985; 144: 879-94.

9) Ware LB, Matthay MA. Clinical practice. Acute pulmonary edema. N Engl J Med. 2005; 353: 2788-96.

10) Battler A, Karliner JS, Higgins CB, et al. The initial chest x-ray in acute myocardial infarction. Prediction of early and late mortality and survival. Circulation. 1980; 61: 1004-9.

11) Gheorghiade M, Pang PS. Acute heart failure syndromes. J Am Coll Cardiol. 2009; 53: 557-73.

12) Yokoyama H, Sekiguchi K, Hashimura K, et al. Patients with flash pulmonary edema showed fluid redistribution, and rapidly improved of condition by initial treatment with NIPPV. ESC Congress. 2010.

13) Gluecker T, Capasso P, Schnyder P, et al. Clinical and radiologic features of pulmonary edema. Radiographics. 1999; 19: 1507-31; discussion 1532-3.

SECTION 3

心不全診察における血清 BNP 値測定の意義：
BNP 値と胸部 X 線の関係に注目する

1. 血清 BNP 値は，隠れ心不全の診断に活用できるか？
2. 心不全診療におけるスクリーニング検査としての，血清 BNP 値測定の意義を説明します．
3. 緊急外来で測定する血清 BNP 値と心不全の関係について説明します．
4. 血清 BNP 値を指標とした心不全治療の試みは有効です．

■ はじめに

　かかりつけ医として心不全患者の外来診療に携わるとき，血清 BNP (B-type natriuretic peptide) 値もしくは Pro-BNP 値は心不全の重症度を反映する因子として，多くの情報を提供してくれます[1]．しかし，さまざまな報告により血清 BNP 値の基準値（カットオフ値）が異なるため，外来で測定する場合の評価については議論が残っています．例えば，心不全患者において血清 BNP 値を指標として，積極的に低下させる心不全治療の効果を検討した TIME-CHF の研究では，60 歳から 75 歳の心不全患者は血清 BNP 値を指標にした心不全治療を実施することにより心不全の予後が改善しましたが，75 歳以上の高齢心不全患者では予後改善効果は明らかにはなりませんでした[2]．本章では，外来診療で血清 BNP 値を測定する意義と，さらに胸部 X 線所見と組み合わせることによる臨床応用について説明します．

血清 BNP 値を測定することにより，心不全症状のない低心機能患者を見つけ出せるか？

　外来診療で血清 BNP 値を測定することにより，自覚症状のない不顕性の心不全（心機能低下症例；ACCP/AHA のステージ B，いわゆる隠れ心不全）患者を見つけ出すことができるかを考えてみます．地域住民を対象として心機能を調べた疫学調査では，左室収縮障害を認めた症例のなかで約 75％の症例はそれまでに臨床的に心不全を指摘されることなく生活していました．もし外来診療における血清 BNP 値のカットオフ値が確定すれば，自覚症状を認めなくても血清 BNP 値を測定することにより，心機能の低下した隠れ心不全を見つけ出すことができることになります．しかし実際には，Framingham Heart Study[3] をはじめ大規模試験の結果では，無症状の地域住民のなかで LVEF が 40％から 50％未満の左室機能障害の罹患率は 2％から 4％と少ないため，現行の方法で血清 BNP 値を測定した場合，血清 BNP 値が低い症例では陰性予測値が高いことから「心不全ではない」と判断できますが，血清 BNP 値が軽度に上昇した症例では，心機能が低下していない偽陽性が多く含まれるため，不顕性の心不全症例を抽出するためのスクリーニング法としては適さないという結論が導かれています．血清 BNP 値を測定することにより一般住民のなかから心不全症状を認めない低心機能の不顕性心不全症例（ステージ B）を見つけ出すためには，これからさらなる研究成果を待つ必要があるようです．

心不全診療におけるスクリーニング検査としての血清 BNP 値測定の意義

　自覚症状によりはじめて心不全が疑われ循環器専門医に紹介された患者のなかで，最終診断が心不全であった症例は 25 ～ 50％にすぎないことが欧米で報告されています[4]．すなわち，臨床症状から新規発症した心不全を診断することは容易ではないことがわかります．そのため，循環器専

門外来では心不全が疑われる患者を診察する場合は，心臓超音波検査を実施することにより必ず心機能を観察し，心不全の存在を評価します．しかし，はじめて心不全症状が出現したときに，患者さんは必ずしも循環器専門医を受診するとは限りません．むしろ高血圧症や糖尿病で受診しているかかりつけ実地医家に相談することが多いと思います．血清 BNP 値は心臓超音波検査により測定した左室収縮力や拡張機能と相関することが報告[5]されているため，外来診療において心機能低下をスクリーニングする評価方法として期待されます．わが国で採用されている血清 BNP 値の基準値は 18.4pg/mL 以下であり，心不全症状が非典型的で心疾患の可能性が低い患者では，血清 BNP 値が 18.4pg/mL 以下であれば，陰性予測率が十分に高いため，心不全の可能性は大変低いと診断できます．

しかし一方で，血清 BNP 値を測定して軽度に上昇している場合には，心不全に対する正診率は高くないため，単独で測定した血清 BNP 値のみを根拠にして心不全であることを確定診断することはできません．例えば，基礎疾患に心房細動[6]，慢性肺疾患，肺性心（図 3-1），急性肺塞栓

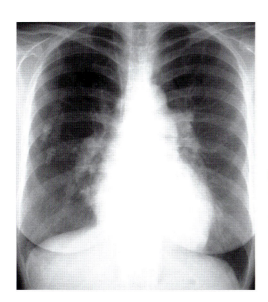

図 3-1　血清 BNP 値の上昇を認めた原発性肺高血圧症の 1 例
心不全症状のない状態で測定した血清 BNP 値は 395pg/mL の高値を示した．胸部 X 線では両側主肺動脈の拡張を認めるが，上葉への血流再分布，Kerley ラインなど間質性肺水腫を示す所見はなく，心不全を示唆する所見はなかった．

症（ 図3-2 ），腎機能障害，高血圧[7]，高血圧性心肥大がある場合や，高齢者，女性では，実際には心不全症状や心機能低下がなくても血清BNP値が上昇することがあります．高血圧症で腎機能が低下した高齢女性では外来で測定した血清BNP値が200pg/mLを超えることもしばしばあります．一方，慢性心不全患者の20％以上の症例では血清BNP値の上昇は軽度で100pg/mL未満であることが報告されており，心疾患患者であっても血清BNP値の上昇が軽度な症例をよく経験します．また，僧帽弁腱索断裂や急性僧帽弁閉鎖不全（ 図3-3 ）など突然の機械的原因や，電撃型肺水腫のように短時間に急激な心不全症状が発現する場合には，呼吸困難が著しい心不全であっても超急性期に血清BNP値の上昇は軽度であることが報告されています．その理由は，ANPは心臓において分泌顆粒として保存されているため心房への圧負荷や容量負荷により短時間で急激に血中濃度が上昇するのに対して，BNPは分泌顆粒として蓄積されていないため徐々に上昇することが考えられます．また軽度僧帽弁狭窄やNYHA class Iで安定している低左室機能例（ 図3-4 ）などで左室負荷が軽度な場合や収縮性心膜炎（ 図3-5 ）のように心筋線維が伸展し難い場合には，心不全の臨床症状による重症度とは異なり，血清BNP値の上昇は軽微なことがよく知られています．

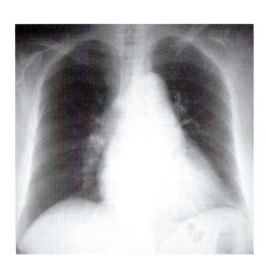

図3-2　血清BNP値上昇を認めた急性肺血栓塞栓症の1例
急性呼吸困難で発症した第1病日の胸部X線．血清BNP値は351pg/mLと高値だが，胸部X線では右主肺動脈の拡張と右室拡大による心拡大を認めるのみで，間質性肺水腫など心不全を示す所見はなかった．第7病日の血清BNP値は22.8pg/mLに低下した．

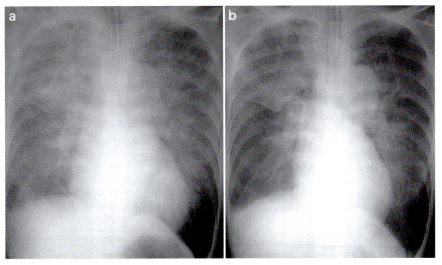

図 3-3 急性僧帽弁閉鎖不全による重症肺水腫で血清 BNP 値の上昇が少なかった 1 例
発症 1 時間で救急隊が現場到着後に無脈性電気的興奮に陥った．蘇生後，病院到着時に全肺野で湿性ラ音聴取，下腿浮腫なし．a：病院到着時の胸部 X 線では両側肺門部に境界不明瞭な斑状陰影による著明な肺胞性肺水腫を示す butterfly shadow を認めた．b：第 2 病日には中心肺動脈周辺の辺縁が不明瞭化し間質性肺水腫を示す perihilar haze を認めるが butterfly shadow は改善した．血清 BNP 値は入院時 547pg/mL で心不全の臨床的重症度に較べると低値で，第 10 病日に 157 pg/mL に低下した．

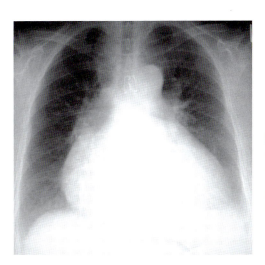

図 3-4 低左室機能だが NYHA class I で安定し血清 BNP 値上昇が軽度な 1 例
大動脈弁狭窄症に対する大動脈弁置換術後の右心不全症例．血清 BNP 値は 114pg/mL と軽度上昇を認めるが，心不全症状はなく，胸部 X 線では CTR 72％の著明な心拡大を認め，間質性肺水腫の明らかな所見はない．

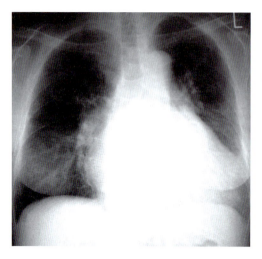

図 3-5 血清 BNP 値上昇が軽度な僧帽弁置換術後の収縮性心外膜炎の 1 例

NYHA Ⅱ度からⅢ度で経過し心不全症状で入退院を繰り返す．胸部 X 線では著明な心拡大と上葉への血流再分布像を認めるが，Kerley ラインの所見はない．血清 BNP 値は 54pg/mL から 100pg/dL で推移し，心不全が増悪してもそれ以上に上昇することはない．収縮性心外膜炎では心筋線維の進展がないため，血清 BNP 値は上昇し難いことがわかる．

　日常臨床において，血清 BNP 値のカットオフ値を 18.4pg/mL とした場合，初発心不全患者を識別することは困難ですが，心不全が疑われる患者さんで，血清 BNP 値のカットオフ値を 100pg/mL に設定し，さらに病歴，身体所見，胸部 X 線所見，心電図所見と組み合わせると，心不全の正診率は非常に高くなります[8]．そのため，外来診療で呼吸困難を訴える症例において，心不全をスクリーニングするために血清 BNP 値を測定する場合には，心不全症状が非典型的で血清 BNP 値が 18.4pg/mL 未満の低値であれば心疾患の可能性は非常に低いと判断し，血清 BNP 値が上昇している場合には，心臓超音波検査などの検査を追加し心機能を詳細に調べることにより，心不全の存在を評価することが理にかなった診察方法だと思います．

緊急外来で測定する血清 BNP 値と心不全の関連

　血清 BNP 値は簡便に測定することが可能で，ベッドサイドでの迅速測定キットも開発されているため，緊急外来における心不全の診断方法としての臨床応用が期待されています．しかし，現在日本で使用されている血清 BNP 値，Pro-BNP 値は，呼吸困難を訴え緊急外来を受信した患者

に対するカットオフ値が定まっていません．米国を中心とした大規模な多施設共同試験（The Breathing Not Properly Multinational Study：BNP Multinational Study）において[8]，呼吸困難を訴えて救急外来を受診した 1,586 例を対象にして，迅速測定法（バイオサイト社，Triage）により測定した血清 BNP 値の心不全診断に対する臨床的有効性が詳細に検討されました．この研究では，血清 BNP 値を知らされていない循環器専門医が臨床症状などで心不全か否かを診断した結果，全体の 47％が心不全，48％は心不全を認めず，残りの 5％は既往に低心機能を有するが呼吸困難の原因は心不全ではない症例でした．このとき，外来受診時の血清 BNP 値は，心不全患者では 675 ± 450pg/mL，心不全を認めない患者では 110 ± 225pg/mL，心機能が低下しているが今回の症状は心不全ではない症例では 346 ± 390pg/mL でした．血清 BNP 値のカットオフ値を 100pg/mL に設定すると診断感度は 90％，特異度 74％，正診率 83.4％でした．一方，カットオフ値を 80pg/mL にしても正診率は 83％で大きな差は認めませんでしたが，血清 BNP 値のカットオフ値を 50pg/mL に設定すると陰性予測値は 96％で非常に高値でした．すなわち，わが国における血清 BNP 値の基準値は 18.4pg/mL 以下ですが，呼吸困難を訴えて緊急外来を受診した患者では，血清 BNP 値が 50pg/mL 未満であれば心不全の可能性は非常に低いことが示されました．また，心不全症例の 63.5％では左室収縮障害を認めましたが，収縮力が保持された HFpEF 症例を 36.5％に認め，それぞれの血清 BNP 値は 812pg/mL と 413pg/mL で血清 BNP 値は心不全の病型により差があることが示唆されましたが，HFpEF であっても 100pg/mL を大幅に超えていました．

　さらに，血清 BNP 値を単独で評価するより，他の臨床所見と組み合わせることにより正診率が優れることが多くの研究で報告されています．BNP Multinational Study[9] では呼吸困難を訴えた症例で，血清 BNP 値のカットオフ値を 100pg/mL にすると診断感度は 89％，特異度 73％ですが，注意深い病歴聴取と身体所見を加えることにより正診率はさらに上昇しました．また心臓超音波検査による LVEF 50％未満を基準にした心不全の診断感度は 70％，特異度 77％でしたが，血清 BNP 値と合わせる

と正診率は 82％，さらに両者に胸部 X 線所見と心電図所見を加えると正診率は 97.3％にまで上昇し，外来診察において血清 BNP 値と胸部 X 線所見を組み合わせることの重要性が確認されています．

　また，呼吸困難で緊急外来を受診する患者さんは，急性心不全，慢性心不全の急性増悪以外に，肺疾患の患者が 50％近く含まれることが報告されています．慢性心不全患者さんの約 50％は左室機能が保持されている HFpEF 症例ですが，高齢者，肥満患者，肺疾患のある症例と HFpEF 症例では，症状や理学的所見，胸部 X 線所見により，急性呼吸困難の原因が心不全によるものなのか呼吸器疾患によるものかを鑑別することは困難なことがしばしばあります（ 図3-6 ， 図3-7 ， 図3-8 ）．心不全症例の約 30％で COPD を合併することが報告されていますが[10]，急性呼吸困難で受診した心不全患者と呼吸器疾患患者とで血清 BNP 値を比較すると，心不全患者では 758.5 ± 798pg/mL であるのに対し，呼吸器疾患患者で

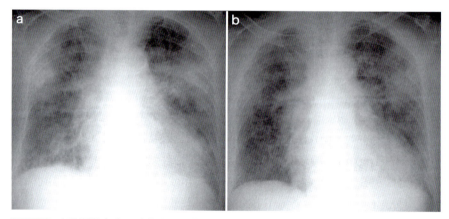

図 3-6 大動脈狭窄症に重症肺炎を合併し血清 BNP 値が治療方針決定に有効であった 1 例
a：入院時，b：第 2 病日胸部 X 線
著明な呼吸困難を訴え救急搬送され，緊急外来到着時に呼吸回数 44/ 分，心拍数 127/ 分，酸素投与下で SaO_2 80％．頸静脈怒張と下腿浮腫なし．心臓超音波検査で重度大動脈弁閉鎖不全認めたが左室収縮障害はなし．血液検査では CRP 2.52mg/dL，Cre 3.49mg/dL，血清 BNP 値 564pg/mL．炎症所見と腎機能障害を認めるが，血清 BNP 値と心臓超音波検査所見より，肺炎に心不全を合併した病態と診断し，抗生物質，血管拡張薬，利尿薬を投与した．呼吸困難は 6 時間で著明に改善し，第 2 病日には胸部 X 線で右下肺野の肺胞性肺水腫は改善した．

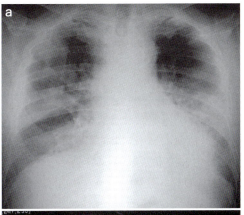
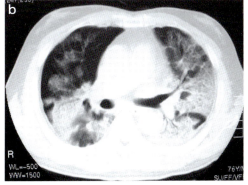

図3-7 血清BNP値が鑑別診断に有効であった特発性間質性肺炎の1例
著明な呼吸困難を訴え救急搬送され，病院到着時の呼吸回数30/分，酸素投与下でSaO$_2$ 88%．血液検査はWBC 8600，CRP 9.52mg/dL，血清BNP値57.5pg/mL．心臓超音波検査ではLVDd/LVDs＝48/29mmで左室収縮障害なし．入院時胸部X線（a）では両側肺門部に境界不鮮明な斑状陰影が出現し，肺胞性浮腫との鑑別に難渋した．血清BNP値上昇の程度が心不全に合致しないため，間質性肺炎と診断し加療を開始した．
第2病日の胸部CT（b）を提示する．

は61±10pg/mLと明らかに低値で両群の血清BNP値に差を認めました．さらに，肺疾患別に血清BNP値を比較検討すると，COPDでは54±71pg/mL，喘息は27±40pg/mL，急性気管支炎44±112pg/mL，肺炎55±76pg/mL，肺結核93±54pg/mL，肺癌120±120pg/mLで，わが国における血清BNP値の基準値18.4pg/mLを超えていました．特に，急性肺塞栓症（図3-2）では207±272pg/mLにまで上昇していました．また，肺疾患の既往を有する症例が心不全で入院した場合の血清BNP値は731±764pg/mLですが，心不全の既往がある患者がCOPDにより入院した場合に，血清BNP値は47±23pg/mLであり，明らかに両者に差があることが報告されています．

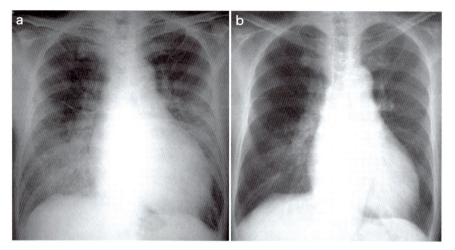

図3-8 陳旧性心筋梗塞（冠動脈バイパス術後）に気管支炎を合併し血清BNP値が心不全の診断に有効であった1例

呼吸困難で救急搬送時，呼吸回数40/分，起座呼吸．両側肺野に湿性ラ音聴取するも，頸静脈怒張なし，下腿浮腫なし．入院時胸部X線（a）で肺血管陰影の増強を認めるが，右下肺を中心に非対称性に陰影を認め肺胞性肺水腫と肺炎の鑑別に難渋した．血液検査ではCRP 4.43mg/dL，Cre 1.93mg/dL，BNP 1,202pg/mL．心臓超音波検査でLVDd/LVDs＝57/52mmと左室収縮力は著明に低下していた．血清BNP値と超音波検査所見より心不全と診断しNIPPV装着，血管拡張薬の投与を開始し，第2病日の胸部X線（b）では肺血管陰影の増強は軽快した．血清BNP値は第2病日 BNP 933pg/mL，第6病日 188pg/mL，入院10日前 316pg/mL であった．

　一方，血清BNP値が上昇しているが，胸部X線所見からは心不全と呼吸器疾患を鑑別することが困難な場合には心臓超音波検査が有効です（図3-9）．Logeartらは心不全診断において，心臓超音波検査により測定した左室拡張機能の有用性を検討しました[11]．著明な呼吸困難を訴え緊急外来を受診した163例で，血清BNP値と心臓超音波検査所見を比較すると，血清BNP値は心不全群（115例）では 1,022±742pg/mL で著明に上昇していましたが，他の症例（48例）は 187±158pg/mL でした．そこで，心不全のカットオフ値を300pg/mLに設定すると正診率は88％，80pg/mLに設定すると陰性予測値は90％で鑑別診断に有効でした．

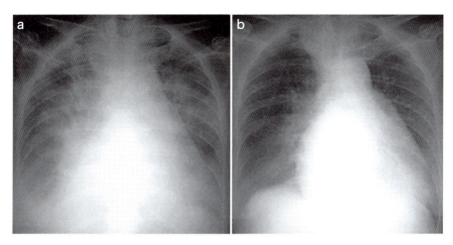

図3-9 BNP上昇は軽度だが高血圧性緊急症により生じた電撃型肺水腫の1例
突然の呼吸困難を訴え,発症から3時間で救急搬送された.既往歴に高血圧と慢性心房細動を認めるが,心不全の既往はない.来院時血圧 190/100mmHg,脈拍 156/分,呼吸回数 44/分,起座呼吸著明,頸静脈怒張なし,下腿浮腫なし.入院時胸部X線(a)で心拡大と両側胸水,両側肺門部に境界不鮮明な斑状陰影(butterfly shadow)を呈するびまん性肺胞性肺水腫を認める.心臓超音波検査では LVDd/LVDs 45/29mm で左室収縮力は保持されていた.血清 BNP 値は 160pg/mL と上昇の程度は少ないが,高血圧により生じた電撃型肺水腫と診断し利尿薬は投与せず,NIPPV を装着し,血管拡張薬で治療開始した.第2病日胸部X線(b)では中心肺動脈周囲の perihilar haze を形成しているが butterfly shadow は改善した.

　しかし血清 BNP 値が 80pg/mL から 300pg/mL の中間の症例や,呼吸困難出現直後の症例では血清 BNP 値の診断価値は低いことも報告されました.この症例のなかで,心臓超音波検査による僧帽弁血流パターンで拘束性障害を認めた症例では,心不全正診率は 91% と高率であり,心臓超音波検査を併用することの重要性が示されました.心臓超音波検査は左室収縮機能のみならず,拡張機能を評価する方法として優れているため心不全の診断に大変有用ですが,実際には外来診療で緊急には施行できないことがしばしばあります.そこで,急性呼吸困難を訴える症例の診察における心不全診断のアルゴリズムとして,初めに理学的診察,心電図,胸部X線を用いて状態を評価し,次に血清 BNP 値が 80pg/mL 未満では電撃型肺水腫(図3-10)など特殊な病態がない限り心不全は考え難い.300pg/mL 以上では重症の肺塞栓症以外は心不全の可能性が高いと判断し,中間の 80pg/mL から 300pg/mL の症例では心不全を診断するため

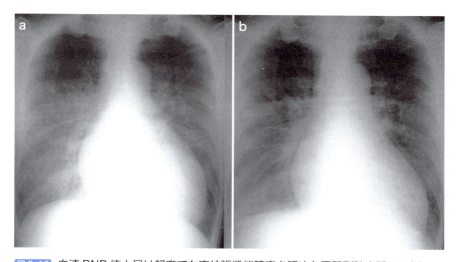

図 3-10 血清 BNP 値上昇は軽度で左室拡張機能障害を認めた電撃型肺水腫の 1 例
著しい呼吸困難を訴え発症から 30 分で救急搬送された．救急隊現場到着時血圧 170/86mmHg，病院到着時の血圧は 60mmHg/ 触診，呼吸回数 30/ 分，起座呼吸著明，両側肺野に湿性ラ音と喘鳴聴取，四肢冷感著明，下腿浮腫あり．動脈血ガス分析で pH 7.09，PO₂ 92mmHg，PCO₂ 64mmHg，緊急外来で NIPPV 開始した．血清 BNP 値は 230pg/mL で上昇の程度は少なく，心臓超音波検査では LVDd/LVDs 57/39mm で左室収縮力は保持されているが，僧帽弁血流パターンは E/A 0.77/0.38 DcT 190msec の拡張機能障害を認めた．入院時胸部 X 線 (a) では右肺野に血管陰影が増強した肺胞性肺水腫像と，peribronchial cuffing，perivascular cuffing，中心肺動脈周囲の perihilar haze を呈する間質性肺水腫像を認めた．カテコラミン投与し第 2 病日 (b) には胸部 X 線で肺胞性肺水腫は著明に改善，peribronchial cuffing も軽減した．

に，心臓超音波検査による僧帽弁血流パターンを解析することが提唱されました．この研究では，呼吸困難出現から 4 時間以内の電撃型肺水腫症例では血清 BNP 値の上昇が軽度で 100pg/mL 以下の症例や，100pg/mL から 300pg/mL の症例を認めており，左室の急性容量負荷と血清 BNP 値上昇にはタイムラグが存在するため，急激に心不全症状が出現する症例では血清 BNP 値上昇が軽度なため，その値の解釈には注意が必要なことが示唆されています．

血清BNP値を指標とした心不全治療

最後に,血清BNP値を指標にした外来心不全治療について紹介します. BASEL Study (The B-Type Natriuretic Peptide for Acute Shortness of Breath Evaluation)[12] では急性呼吸困難で緊急外来を受診した452例を対象にして,受診後15分以内に測定した血清BNP値を治療の指標にする群と,血清BNP値を測定しない群に割り振りました.血清BNP値を指標にする群では血清BNP値が100pg/mL以下の場合には心不全以外の疾患を詳しく調べ,500pg/mL以上では心不全を念頭において,迅速な利尿薬,血管拡張薬,ACE阻害薬,塩酸モルヒネの投与を推奨しました.中間の100pg/mLから500pg/mLの症例は臨床所見を詳細に検討することにより,安定した低心機能症例やその他の理由で血清BNP値が上昇する疾患を除外診断しました.血清BNP値測定群は測定しない群と較べて,入院率(75%, 85%),集中治療室収容率(15%, 24%)が有意に低く,入院期間が短く(8日,11日),血清BNP値を指標にして診療することの有用性が示されました.また他の研究では,血清BNP値は治療反応性の評価に有効な指標であり,100pg/mL以下に下げるように利尿薬,ACE阻害薬,β遮断薬を増量することにより,再入院率と心不全死の減少することが報告されています[13].

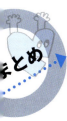

慢性心不全患者の外来診療において,血清BNP値をどのような間隔で測定するべきかという問いに,現時点では明確な解答はありません.心不全で入院した場合には退院時に測定することにより予後予測因子となることが報告されています[14]. 外来診察では自覚症状,理学的所見,体重増加,胸部X線に少しでも変化を認めた場合には,慢性心不全の急性増悪を疑い,血清BNP値を測定することが必要です.かかりつけ医として,慢性心不全患者さんの病状進行の指標として血清BNP値を測定する場合には,100pg/mL以上に上昇した場合には左室充満圧を低下するために利尿薬,ACE阻害薬,β遮断薬を調整することにより,血清BNP値上

昇を抑制するように治療すべきだと思います．しかし，TIME-CHF にお
いて，75 歳以上の高齢心不全患者に対する血清 BNP 値を指標にした心
不全治療の予後改善効果が明らかではなかったことから[2]，高齢心不全患
者に対する血清 BNP 値を指標とした心不全治療の有効性については，ま
だ議論の余地が残っています．

文献

1) 横山広行．血清 BNP 値；病態と胸部 X 線所見より特長を学ぶ．治療．2007; 89: 2049-57.
2) Pfisterer M, Buser P, Rickli H, et al. BNP-guided vs symptom-guided heart failure therapy: the Trial of Intensified vs Standard Medical Therapy in Elderly Patients With Congestive Heart Failure (TIME-CHF) randomized trial. JAMA. 2009; 301: 383-92.
3) Vasan RS, Benjamin EJ, Larson MG, et al. Plasma natriuretic peptides for community screening for left ventricular hypertrophy and systolic dysfunction: the Framingham heart study. JAMA. 2002; 288: 1252-9.
4) Caruana L, Petrie MC, Davie AP, et al. Do patients with suspected heart failure and preserved left ventricular systolic function suffer from "diastolic heart failure" or from misdiagnosis？A prospective descriptive study. BMJ. 2000; 321: 215-8.
5) Maeda K, Tsutamoto T, Wada A, et al. Plasma brain natriuretic peptide as a biochemical marker of high left ventricular end-diastolic pressure in patients with symptomatic left ventricular dysfunction. Am Heart J. 1998; 135: 825-32.
6) Yokoyama H, Kanazawa H, Munakata R, et al. Preceding increase of plasma ANP and BNP levels before recurrence of paroxysmal atrial fibrillation. 2003; Suppl IV 108: IV-320 (Abstract).
7) Yokoyama H, Yamamoto E, Tanabe J, et al. Homed blood pressure is strongly correlated with plasma BNP level in patients with treated essential hypertension. Circ J. 2004; 68: 472 (Abstract).
8) Maisel AS, Krishnaswamy P, Nowak RM, et al. Rapid measurement of B-type natriuretic peptide in the emergency diagnosis of heart failure. N Engl J Med. 2002; 347: 161-7.
9) McCullough PA, Nowak RM, McCord J, et al. B-type natriuretic peptide and clinical judgment in emergency diagnosis of heart failure: analysis from Breathing Not Properly (BNP) Multinational Study. Circulation. 2002; 106: 416-22.
10) Morrison LK, Harrison A, Krishnaswamy P, et al. Utility of a rapid B-natriuretic peptide assay in differentiating congestive heart failure from lung disease in patients presenting with dyspnea. J Am Coll Cardiol. 2002; 39: 202-9.
11) Logeart D, Saudubray C, Beyne P, et al. Comparative value of Doppler echocardiography and B-type natriuretic peptide assay in the etiologic diagnosis of acute dyspnea. J Am Coll Cardiol. 2002; 40: 1794-800.
12) Mueller C, Scholer A, Laule-Kilian K, et al. Use of B-type natriuretic peptide in the evaluation and management of acute dyspnea. N Engl J Med. 2004; 350: 647-54.
13) Jourdain P, Jondeau G, Funck F, et al. Plasma brain natriuretic peptide-guided therapy to improve outcome in heart failure: the STARS-BNP Multicenter Study. J Am Coll Cardiol. 2007; 49: 1733-9.
14) 黒澤毅文，中田康紀，横山広行，他．虚血性心疾患に基づく急性非代償性心不全の臨床特徴と予後規定因子に関する検討．日本冠疾患学会雑誌．2015; 21: 6-13.

SECTION 4

心不全診療における水分出納の評価と管理

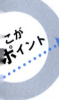

1. 高齢心不全患者さんを外来で診察するとき，水分過剰によるうっ血性心不全の評価とその管理は，診療における最も重要な仕事の1つです．
2. 水分出納を評価するためには，体液が細胞内液と細胞外液に分かれ，さらに細胞外液は循環血液量と組織間液量に分かれていることを理解して，評価することが必要です．
3. 水分過剰を評価するためには，問診，身体所見，胸部X線，心臓超音波検査，採血検査所見などを総合的に評価し理解することが必要です．
4. 水分過剰な心不全に対する，利尿薬の使用方法について，理解を深めることが必要です．

■ はじめに

循環器疾患患者を診察するとき，水分出納の評価は心不全，腎不全，ショック，脱水などさまざまな状況で必要になります．特に，高齢心不全患者さんの外来診察では，水分過剰によるうっ血性心不全の評価とその管理は最も重要な診療の1つです[1]．急性・慢性心不全の診断と治療に関する欧州心臓病学会（ESC: European Society of Cardiology）の2016 ESC Guidelines（以下2016 ESC Guidelines）[2]には，急性心不全・慢性心不全の急性増悪では95％の症例は水分過剰に分類されることが明記されています．また，かかりつけ実地医家が診療する高齢心不全患者さんは，多くは左心機能の低下が明らかではないHFpEF（heart failure with preserved ejection fraction）症例です．HFpEFに対して心不全のガイドラインで推奨されている唯一の薬物治療は，うっ血症状を認めた場合の利尿薬投与であり，この観点からも正確に水分出納を評価することが必要です．

水分出納の基本概念

　はじめに水分出納のしくみについて少し復習をします．水分出納を評価するために体重測定は必須です．しかし，一般的に健常成人では体重の約60％が体液であり，体重は体液量の相対的変化の指標にはなりますが，体液量を直接表すものではないため体重だけで水分出納を評価することには無理があります．体液は細胞内液と細胞外液に分かれ，さらに細胞外液は膠質浸透圧と血管透過性により毛細血管壁の内外で血漿（循環血液）と組織間液に分けられています（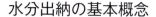図4-1）．そのため水分出納を評価するには，総体液量だけではなく，細胞外液を循環血液と組織間液に分けて評価することが必要です．例えば，心不全患者さんに高用量の利尿薬を投与しているときに，下腿浮腫を認めるが，ヘマトクリット値と血清クレアチニン値が上昇しているような症例を経験します．いわゆる「血管内脱水」といわれる状態であり，循環血液量が減少して血管内容量が減少していますが，組織間液量は増加（貯留）している状態です．さらに，循環血液量（血管内ボリューム）は有効血液量（stressed volume）と無効血液量（unstressed volume）分けられ，無効血液量は巨大な静脈スペースにたまる血液量であり，静脈還流には寄与しないことが循環生理学で有名

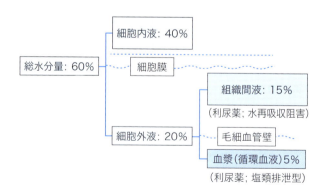

図 4-1 健常成人では体重の約60％が体液である
（横山広行．循環器研修ノート．改訂第2版．東京：診断と治療社；2016. p.177-9）[1]

な Guyton により提唱されましたが[3]，実臨床では両者を評価することは困難であり，本稿では有効血液量に関する説明は省略しました．

心不全患者における水分出納の評価方法

1日の水分出納バランスは，不感蒸泄量＝経口水分摂取量－（尿量＋異常喪失量＋欠乏量×1/2）＋代謝水の計算式で表わされます．通常不感蒸泄量は成人の場合，15mL×体重kgで概算されるため約500～800mLになります．代謝水とは摂取した栄養素が体内で代謝されるときに生じる水で，脂質1g当たり1.07mL，糖質1g当たり0.56mL，蛋白質1g当たり0.41mLの水が生じるため，総量は成人で1日約300mLです．欠乏量（L）は（ヘマトクリット値－40）/40×体重（kg）×0.2の数式で概算されます．便などの異常喪失量については測定が難しいのですが1日に約100～200mLといわれています．このように水分出納は数式で表現されますが，実臨床において正確な水分出納バランスを算出することは困難です．さらに，細胞外液が血管内の循環血液から組織間へシフトすることにより浮腫や胸水，腹水を形成している場合には，血管内容量は減少していますが体液量としての水分は貯留している，いわゆる血管内脱水を生じることにより，定量的に評価することはさらに複雑になります．

そこで，外来診療で実施することができる水分出納の評価方法について説明します．体液量の異常には，細胞外液量が不足している脱水状態と，細胞外液量が過剰状態である溢血に分類されますが，かかりつけ実地医家が心不全患者さんを診察するときには，水分過剰を早期に見つけることが外来における大切なポイントです．水分過剰を評価するためには，問診，身体所見，胸部X線，心臓超音波検査，採血検査所見などを総合的に評価し理解することが必要です．Nohria-Stevenson分類[4]は，外来診療において問診と身体所見から水分過剰による組織うっ血を評価することに役立つ簡便な方法です．起座呼吸，頸静脈怒張，S_3聴取，S_2増強，浮腫，腹水，肺湿性ラ音，肝頸静脈逆流を認める場合は，水分過剰による組織うっ血の存在を示す"wet"であり，これらの所見を認めない場合は水分

過剰のない"dry"と評価します。wet を評価する際に、S_3 の聴取[5-7]と頸静脈怒張の所見は大変重要な所見です。肺うっ血が存在する場合に S_3 を聴取する感度は 20%以下で低率ですが、逆に S_3 を聴取した場合には特異度 90%以上でうっ血性心不全を認めます。頸静脈怒張は右房圧を直接反映するため、通常は右心系の圧・容量負荷の指標として用いられますが、左室充満圧上昇を伴う左心不全でしばしば頸静脈怒張を認めます。例えば、心移植検討対象である低心機能約 1,000 例において、80%以上の症例で左室充満圧と右房圧は強い正の相関を認めることが報告されています[8]。左室充満圧と右房圧が強く相関する理由は、容量負荷は左右両心の静脈還流に影響すること、左室充満圧上昇による肺毛細管圧上昇を介して右房圧が上昇すること、右房圧上昇に伴う冠静脈流量低下により逆行性に左室拡張末期圧が上昇することが機序として考えられています。

　また、心不全患者は座位で血管拡張を生じることにより、頸静脈圧が極端に変動し低下することがあり、その場合に頸静脈怒張が過小評価されることがあります。そのため心機能が低下している患者では、ベッドを 45°に傾け、軽く腹部中央を 30 ～ 60 秒圧迫し、腹部圧迫中に頸静脈が 1cm 以上上昇するか、あるいは圧迫解除により 4cm 以上低下する場合に肝頸静脈逆流（abdominojugular reflux）陽性と判断し、左房圧の上昇を示す指標といわれています。一方、湿性ラ音と下腿浮腫は、うっ血性心不全に対する感度は高いため心不全患者さんでしばしば認める所見ですが、特異度が低いため心不全以外の疾患が原因であっても認めるため、必ずしも水分過剰を表す所見ではないことがあります。2016 ESC Guidelines[2]において、Nohria-Stevenson 分類は心不全の病態を評価する方法として引用されていますが、実際には wet の評価項目に S_3 聴取と S_2 増強が記載されていません。その理由は説明されていませんが、おそらく急性期には頻呼吸、湿性ラ音が強いため、S_3 と S_2 を評価することが困難なことが理由だと思います。

　さて、胸部 X 線も心不全患者さんにおける水分過剰を評価する手助けになります。2016 ESC Guidelines では、「心不全が疑われる症例にお

いて，胸部X線は心不全を診断する手段としての効果は限られたものである」と記載されています．しかし，一方で「肺うっ血の存在を診断するには有効であり，特に急性心不全において肺うっ血を診断する手助けになる」と記載されています．すなわち，慢性心不全患者を外来で診療する場合に，症状が安定しているときには，心機能が低下していても胸部X線で有意な異常所見を認めないことがしばしばありますが，呼吸困難を訴えるときに胸部X線を撮影することにより，他の肺疾患を鑑別し，肺うっ血を診断することに役立ちます．そのため慢性心不全患者さんの外来診療では，症状の安定しているときに基準となる胸部X線を撮影しておき，心不全症状が疑われるときに撮影した胸部X線と比較することが診断に役立ちます．肺うっ血心不全の特異的X線所見については第2章で詳述したので参照してください．心不全に関するガイドラインには，心不全における胸部CT検査の具体的な所見に関する説明は記載されていませんが，最近では肺うっ血と間質性肺疾患とを鑑別するために胸部CT検査を利用することは一般的になっています．

　心不全患者さんの水分出納を評価するために，心臓超音波検査も大変有効です．循環器専門医以外の診療所で心臓超音波検査を実施することは少ないと思いますが，水分出納を評価するポイントを知っておくことは，病診連携や診診連携によって診療情報を提供されたときに活用できるため，簡単に概要を説明します．①三尖弁逆流，②下大静脈径，③左室流入波形，④拡張末期肺動脈弁逆流が水分過剰を示す心臓超音波検査の指標として用いられます．特に三尖弁逆流速度に簡易ベルヌーイ式を用いれば，収縮期における右室と右房間の圧格差が推定できます．この圧較差に推定右房圧を加えることにより，肺動脈収縮期圧（右室収縮期圧）が推定できるため，外来診療で肺うっ血を評価するには大変有効な指標です．②下大静脈径（inferior vena cava）が15mm以上で呼吸性変動が50%以下であれば右房圧は10mmHgを超え，下大静脈径が20mm以上で呼吸性変動が消失した場合には右房圧は20mmHg以上と推定されます．しかし慢性心不全では，右房圧上昇を伴わずに下大静脈が拡大することがあるので，下大静脈径を評価するには注意が必要です．③ドプラ法による左室流入

波形を記録し，E/A ≧ 1.5 かつ DceT ≦ 140msec の場合は，肺動脈楔入圧は 18mmHg 以上あるといわれています．ただしこの指標も血管内脱水，僧帽弁狭窄，左室拡大，拡張機能障害などを伴う場合には肺動脈楔入圧が過大評価される傾向があるため注意が必要になります．また，左室拡張機能障害の指標である E/e' ≧ 15 は左室拡張末期圧の上昇を反映するといわれています．心臓超音波検査は，基本的には循環血液量（血管内容量）と血行動態を評価しているため，水分過剰に対して血管拡張薬や利尿薬を使用する場合に，組織間液量を含めた水分出納が変化するときに，心臓超音波検査による指標がどの程度鋭敏に反映しているかは明確ではないため，時間をずらして再検することにより経過を観察することが必要だと思います．

　従来，肺動脈圧，肺動脈楔入圧，右房圧，心拍出量，体血管抵抗，肺血管抵抗など血行動態を正確に計測し，水分出納を評価するために肺動脈カテーテル検査である Swan-Ganz カテーテル法が用いられてきましたが，最近では生体に微弱な電流を流して，非侵襲的に身体の体水分量（TBW），細胞外水分量（ECW），細胞内水分量（ICW），体脂肪量（BFM）などを分けて評価する新しい方法として，高精度体成分分析装置を用いた生体電気インピーダンス法（BIA 法）が注目されています．また，植え込み型除細動器（ICD）や除細動機能付き両心室ペースメーカー（CRTD）に付属している機能として，微弱な電流を流すことで植え込まれた心腔内リードと本体の間に存在する胸郭の電流抵抗値を胸郭インピーダンスとして自動測定することにより，肺うっ血による電気伝導度の変化を OptiVol Fluid Index® という指標で計測することにより，体内水分量の変化を連続的に把握する方法は，大変興味深い検査方法です．現時点では，診療所でこれらの測定方法が活用されることはほとんどありませんが，医療機器の進歩により，遠からず高齢心不全患者さんの日常診療において，生体情報が遠隔モニタリングとして用いられる日が来ると思います．

水分過剰な心不全における,利尿薬の使用について

　循環血液量が過剰になり心不全症状を認める病態に対して,利尿薬は大変有効な治療方法であり,うっ血症状と運動耐容能が改善するためクラスIで推奨されています.しかし,生命予後とmorbidityを改善するかを検討したRCTsはないため予後を改善するかについては結論が得られていません.一方で,利尿薬は用量調整が必要であり,無症候性で循環血液量が正常,もしくは循環血液量の低下が示唆される症例では,一時的な休薬が必要であり,漫然と継続投与すべきではありません.血算,血清電解質濃度,血清クレアチニン値,BUN/クレアチニン比,血漿蛋白濃度,尿酸値,尿検査の所見を組み合わせることにより,循環血液量の減少(血管内脱水)を評価することが重要です.最近では,患者さん自身が心不全によるうっ血症状と徴候を理解し,体重をモニタリングすることにより,自分で利尿薬の服薬用量を調整できるように訓練することの必要性が提唱されています.

　慢性心不全の患者には,ループ利尿薬,サイアザイド系利尿薬,カリウム保持性利尿薬,抗アルドステロン薬が主に使用されますが,日本と欧米では実際に処方できる利尿薬は異なります(図4-2).日本循環器学会の慢性心不全治療ガイドライン(2010年改訂版)[9)]には,ループ利尿薬を基本として,フロセミド,トラセミド(ルプラック®),エタクリン酸(エデクリル®),ブメタニド(ルネトロン®),ピレタニド(アレリックス®),アゾセミド(ダイアート®)が記載されています.それぞれの利尿薬間の予後に対する効果を検討した大規模試験によるエビデンスは得られていません.サイアザイド系利尿薬は軽症例では単独,ループ利尿薬で十分な利尿が得られない場合には併用での投与を試みてもよいとありますが,これらの利尿薬併用では低カリウム血症,低マグネシウム血症をきたしやすく,ジギタリス中毒を誘発したり,重症心室性不整脈を誘発することがあるため注意が必要です.そのため,利尿薬の使用時には血清カリウムおよびマグネシウムの保持を心がける必要があります.腎機能障害を合併した

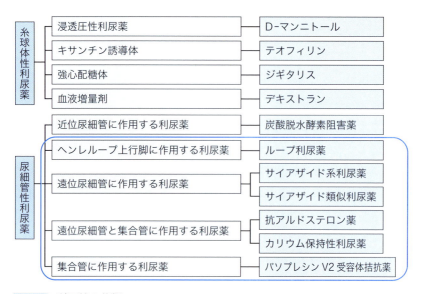

図 4-2　利尿薬の分類

　慢性心不全に対してループ利尿薬を投与する場合には，血清クレアチニン値が 5.0mg/dL 程度までの腎機能低下であれば利尿効果が期待できますが，ループ利尿薬の過度な使用は腎機能を悪化させることが報告されているので，過剰投与に気をつけることが必要です．また，欧米のガイドラインには紹介されていませんが，わが国では，純粋な水利尿を促進し，電解質異常や RAA 系の賦活化をきたしにくいバソプレシン阻害薬（トルバプタン；サムスカ®）が処方されることが多くなりました．トルバプタンは入院で導入することが定められているため，実地医家が率先して導入することはありませんが，最近では重症心不全で水分貯留の管理に難渋する場合，高齢心不全患者でも入院中に導入されることはまれではありません．本書では筆者が経験した，高齢心不全患者の在宅医療におけるトルバプタンの使用経験を第 8 章で紹介します．

　2016 ESC Guidelines では，急性心不全・慢性心不全の急性増悪の診察において，Nohria-Stevenson の臨床分類を用いた治療のフローチャートを提示していますが，そのなかで急性心不全症例の 95％の症例は水分

過剰を表す"wet"に分類されています．そして，水分過剰の徴候や症状
があるすべての患者に対して，ループ利尿薬の静脈内投与をクラスⅠで推
奨しています．日本循環器学会の急性心不全治療ガイドライン[10] も同じ
ように，うっ血性心不全の治療においてフロセミド静脈内注射はクラスⅠ
（レベルB），著明な高血圧を伴う急性肺水腫におけるループ利尿薬の投与
もクラスⅠ（レベルC）で推奨しています．一方，第5章で紹介した急
性心不全における Mebazaa ら[11] のクリニカルシナリオでは，初回収縮
期血圧が140mmHg以上のクリニカルシナリオ1の症例は，肺うっ血を
伴い低酸素状態を呈しますが，循環血液量の増加は少なく，全身浮腫は軽
微なことが多いため，水分貯留が明確でない限り積極的に利尿薬を投与す
る適応はなく，投与する場合も少量を原則とし，血圧が維持されている限
りは血管拡張薬を優先させるべきであると提唱しています．クリニカルシ
ナリオは緊急外来到着早期の対応方法を念頭においているため，血圧が
上昇した心不全では血管拡張薬を第1選択薬として提言していましたが，
2016 ESC Guidelines は，肺うっ血を認める症例はたとえ全身の水分過
剰の程度は少なく，肺うっ血が再分布異常によるものであっても，迅速な
ループ利尿薬の静脈内投与を推奨しています．

　実際に急性心不全・慢性心不全の急性増悪で専門病院に搬送された症
例を登録したデータベースを検討すると，クリニカルシナリオ（CS）1
は CS2 や CS3 に比べ著明に入院時肺水腫を呈することが多く87％の症
例で認めました．一方，容量負荷の指標である下腿浮腫と入院中の体重
減少 4.5kg 以上はいずれも CS1 の 57％で認め，実際には CS1 であっ
ても軽度から中等度の水分過負荷を合併していると考えることが妥当で
した（　図4-3　，　図4-4　）．この結果から CS1 では急性期に症状軽快を
目的にした血管拡張薬を主体にした治療を第1選択として，同時に尿量
>0.5mL/kg/min を目標として，血圧低下，脱水，腎機能障害に注意し
ながら，必要に応じた至適量のループ利尿薬を投与すべきであると考えま
す．初回収縮期血圧が正常範囲の CS2 に関しては，80 ～ 90％の症例で
体重増加を伴い，水分過負荷を認めるため，利尿薬の適応に議論の余地は
ないと思います．

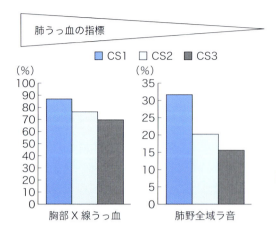

図 4-3 肺うっ血の指標
(横山広行. 第 74 回日本循環器病学会学術集会. ファイアーサイドセミナー. 2010 年 4 月. 京都)

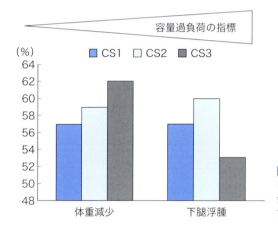

図 4-4 容量負荷の指標
(横山広行. 第 74 回日本循環器病学会学術集会. ファイアーサイドセミナー. 2010 年 4 月. 京都)

　慢性心不全は心臓の収縮力により，大きく 2 通りに分かれます．心機能が低下し，左室駆出率（LVEF）が 40％未満の心筋収縮障害症例はHFrEF（heart failure reduced ejection fraction）という名称でよばれます．それ以外の心機能低下が明らかではない症例については，以前は収縮障害を認めないため拡張障害とよばれましたが，最近では，心機能が正常で LVEF ＞ 50％の症例を HFpEF（heart failure with preserved ejection fraction）と定義し，LVEF が 40 ～ 50％の中間群は HFmrEF（heart failure with moderate reduced ejection fraction）と層別して

よびます．現時点ではHFpEFとHFmrEFを厳密に分けて説明するほど，両者の特徴に明確な差はないため，本書ではこの2群をまとめてHFpEFとします．HFrEFでは，利尿薬以外にACE阻害薬，β遮断薬，MRAs（ミネラルコルチコイド受容体拮抗薬：スピロノラクトンやエプレレノン），さらに最近では新規クラスのアンジオテンシン受容体ネプリライシン阻害薬（ARNI：angiotensin receptor-neprilysin inhibitor）による治療効果が示されています．一方，HFpEF患者では，うっ血症状に対する利尿薬の投与以外に症状改善を示す薬物はありません．ACE阻害薬とβ遮断薬は，HFpEF症例に対して心不全発症を抑制する効果があるかは研究により結果がばらつき一定していません．実地医家が外来で診察する高齢心不全患者さんは，HFpEFであることが多いことから，うっ血症状が出現する場合に，的確に利尿薬を使用することがとても大切になります．

ループ利尿薬にかかわるcontroversyについて

心不全患者さんに対する利尿薬の使用に関しては，いまだに結論が得られていない疑問点（controversy）があります．左室収縮機能不全で著明な低心拍出量を呈する症例（low output syndrome）や，Nohria-Stevensonの分類においてcold & wetに分類される症例では，利尿薬の投与により血圧低下が惹起されることがあるため，2016 ESC Guidelinesでは使用に対する注意が促されています．低心機能症例では多くの場合，血圧低下を伴っているため，利尿薬を投与することにより急激な血管内水分減少を生じると，神経体液性因子が活性化され，尿細管のNa再吸収が低下し，レニンが活性化（フロセミドは直接レニンを活性化しうる[12]）するため，体血管抵抗が上昇すると考えられています．そのため低心機能症例では利尿薬を投与することにより，反射性に左室充満圧が増加するため，心不全の増悪や，不整脈が増加することが懸念されます．

急性心不全に対する利尿薬の静脈内投与の功罪についても，さまざまな議論がなされています．1980年代に急性心不全に対する利尿薬の静脈内投与量が過剰な場合には，レニン-アルドステロン系や抗利尿ホルモンが

亢進することが報告され，1990 年代には動物実験で利尿薬により GFR が低下することが報告されました．最近では，急性心不全に対するアデノシン A1 拮抗薬の効果を検討した臨床研究において，フロセミドの単回静脈内投与によりクレアチニンクリアランスが 18%，GFR が 16% 低下したことから，フロセミドによる腎輸入細動脈の収縮増強作用により腎機能障害が惹起されることが示唆されました[13]．さらに，心不全に対して，利尿薬を長期間使用していると効果が減弱する（braking phenomenon, diuretic resistance）ことがあるため投与量が過剰になりがちですが，ESCAPE trial の解析では利尿薬の投与量が多いと死亡率が上昇することが示唆され[14, 15]，過剰投与に対する注意が促されています．一方，ループ利尿薬を静脈投与すると 2 ～ 3 分後には肺動脈楔入圧が低下し，静脈容量（venous capacitance）の増加を認めることから，ループ利尿薬には直接的な利尿作用とは別に，プロスタグランジン（prostaglandin）の放出による静脈拡張作用（血管拡張作用があり利尿効果がつく前に心不全が改善する）による急性効果が示唆されているため[16, 17]，最近の急性心不全・慢性心不全の急性増悪時の治療ガイドラインでは，利尿薬は第 1 選択薬として推奨されています．

　最後に，在宅診療において，うっ血に対してループ利尿薬の静脈内投与を施行した症例を示します．慢性心房細動と大動脈弁狭窄症，CKD による慢性心不全により，入退院を繰り返す 90 歳代の男性です（詳細なデータは第 8 章で提示します）．心不全の増悪により入院した地域基幹病院から退院した 2 日後に患者宅を訪問すると，すでに怠薬による余薬を認めました．退院 5 日目には下腿浮腫が出現し，患家宅を訪問すると，服薬管理は不十分で，減塩宅配弁当には多量の醤油が添加されていました．胸部 X 線で軽度の間質性肺水腫を認めたため，フロセミド 20mg を静脈内注射し，2 日後にも浮腫が継続するため，再度フロセミド 20mg を静脈内注射しました．この症例のような高齢慢性心不全患者さんでは，退院直後の心不全増悪によるうっ血に対して，ループ利尿薬を適宜静脈内投与することにより，再入院を抑制できることがあります．

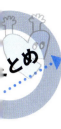

かかりつけ実地医家が高齢心不全患者さんを外来で診察するとき，多くの患者さんはHFpEFであり，水分過剰が関与するうっ血性心不全の増悪を認めることは珍しいことではありません．外来診察ではNohria-Stevensonの臨床分類の評価方法を習得し，うっ血性心不全を早期に見つけることが大切であり，水分過剰状態に適切な対応をするためには，上手に利尿薬を使うことが大変重要です．

文献

1) 横山広行．水分出納の観察．In：永井良三，他編．循環器研修ノート．改訂第2版．東京：診断と治療社；2016．p.177-9．
2) Ponikowski P, Voors AA, Anker SD, et al. 2016 ESC Guidelines for the diagnosis and treatment of acute and chronic heart failure: The Task Force for the diagnosis and treatment of acute and chronic heart failure of the European Society of Cardiology (ESC) Developed with the special contribution of the Heart Failure Association (HFA) of the ESC. Eur Heart J. 2016; 37: 2129-200.
3) Perner A, De Backer D. Understanding hypovolaemia. Intensive Care Med. 2014; 40: 613-5.
4) Nohria A, Lewis E, Stevenson LW. Medical management of advanced heart failure. JAMA. 2002; 287: 628-40.
5) Drazner MH, Rame JE, Stevenson LW, et al. Prognostic importance of elevated jugular venous pressure and a third heart sound in patients with heart failure. N Engl J Med. 2001; 345: 574-81.
6) Wang CS, FitzGerald JM, Schulzer M, et al. Does this dyspneic patient in the emergency department have congestive heart failure? JAMA. 2005; 294: 1944-56.
7) Marcus GM, Gerber IL, McKeown BH, et al. Association between phonocardiographic third and fourth heart sounds and objective measures of left ventricular function. JAMA. 2005; 293: 2238-44.
8) Drazner MH, Hamilton MA, Fonarow G, et al. Relationship between right and left-sided filling pressures in 1000 patients with advanced heart failure. J Heart Lung Transplant. 1999; 18: 1126-32.
9) 日本循環器学会，編．循環器疾患の診断と治療に関するガイドライン（2009年度合同研究班報告）．慢性心不全治療ガイドライン（2010年改訂版）．2010．
10) 日本循環器学会，編．循環器疾患の診断と治療に関するガイドライン（2010年度合同研究班報告）．急性心不全治療ガイドライン（2011年改訂版）．2011．
11) Mebazaa A, Gheorghiade M, Pina IL, et al. Practical recommendations for prehospital and early in-hospital management of patients presenting with acute heart failure syndromes. Crit Care Med. 2008; 36: S129-39.
12) Felker GM, O'Connor CM, Braunwald E. Loop diuretics in acute decompensated heart failure: necessary? Evil? A necessary evil? Circ Heart Fail. 2009; 2: 56-62.
13) Gottlieb SS, Brater DC, Thomas I, et al. BG9719 (CVT-124), an A1 adenosine receptor antagonist, protects against the decline in renal function observed with diuretic therapy. Circulation. 2002; 105: 1348-53.
14) Hasselblad V, Gattis Stough W, Shah MR, et al. Relation between dose of loop diuretics and outcomes in a heart failure population: results of the ESCAPE trial. Eur J Heart Fail.

2007; 9: 1064-9.

15) Ahmed A, Husain A, Love TE, et al. Heart failure, chronic diuretic use, and increase in mortality and hospitalization: an observational study using propensity score methods. Eur Heart J. 2006; 27: 1431-9.

16) Dikshit K, Vyden JK, Forrester JS, et al. Renal and extrarenal hemodynamic effects of furosemide in congestive heart failure after acute myocardial infarction. N Engl J Med. 1973; 288: 1087-90.

17) Ciabattoni G, Pugliese F, Cinotti GA, et al. Characterization of furosemide-induced activation of the renal prostaglandin system. Eur J Pharmacol. 1979; 60: 181-7.

SECTION 5

かかりつけ医として，急性心不全・慢性心不全の急性増悪に対応するコツ

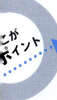

1. 高齢心不全患者さんは慢性心不全が急性増悪したときに，救急車を要請し循環器専門医を受診するとは限りません．かかりつけ実地医家は急性増悪して診療所を受診する心不全患者さんの病態を的確に把握し，病院と連携した対応が必要です．
2. 急性心不全患者さんの初期診察において，初回収縮期血圧に基づいて患者さんを層別化するクリニカルシナリオという治療戦略は大変役に立ちます．
3. Nohria-Stevenson の心不全臨床病型分類は，急性心不全の治療ガイドラインに引用されているように，実地医家が急性心不全や慢性心不全で急性増悪した患者さんを診療するときに大変役立つ評価方法です．
4. 急性心不全における症状緩和のために，酸素療法は大切な治療方法です．

■ はじめに

　慢性心不全の急性増悪により，呼吸困難や胸部苦悶感などの重篤な症状が出現したとき，患者さんは救急車を要請し，循環器基幹病院を受診するか，循環器専門医の外来を受診することが必要です．しかし実際には，呼吸困難を自覚した高齢心不全患者さんが，かかりつけ医実地医家の診療所を直接受診されることがしばしばあります．また，患者さんやご家族がかかりつけ医に電話で症状を訴えてくることも珍しいことではありません．うっ血性心不全により呼吸困難が生じた場合には，迅速で適切な救急処置により予後が改善することが報告されているのに，どうして患者さんは救急隊を要請する前に診療所を直接受診するのでしょうか．最も考えられる理由は，患者さんにとっては出現した呼吸困難の原因が心不全の増悪によるのか，肺炎などの呼吸器疾患などによるかを見極めることが難しいため

だと思います．そのため，呼吸困難を訴えてかかりつけの慢性心不全患者さんが診療所を受診してきたときに，初めに対応するかかりつけ実地医家の役割は重要です．

急性心不全・慢性心不全の急性増悪時に，収縮期血圧で患者さんを層別化する

心不全の急性増悪期には交感神経活性が増強し，左室充満圧の上昇，心筋虚血の進展などが生じるため，適切に対応し急性期反応を抑制することが予後悪化を抑制するためには必要です．心原性ショック，急性肺水腫は生命に影響する重篤な病態であり，迅速な治療開始が必要なことはいうまでもありません．高齢心不全患者さんが心不全症状の急激な増悪を訴え受診してきたとき，かかりつけ医はすべての応急処置を行うことを心がけるのではなく，はじめに非代償性心不全の病態を評価し，病態に沿った急性期治療の目標を見極め，できる限り素早く基幹・専門病院と連携した治療を開始することが大切です．この初期対応において，急性心不全の初回収縮期血圧に基づいて患者を層別化するクリニカルシナリオ[1]という治療戦略と，Nohria-Stevensonによる心不全の臨床病型分類[2]は，かかりつけ実地医家にとって，急性増悪した患者さんを診療するときに大変役立つ考え方です[3-9]．

米国心臓病学会財団/米国心臓協会（ACCF/AHA：American College of Cardiology Foundation/American Heart Association）の急性・慢性心不全の診断と治療に関するガイドライン2013（以下ACCF/AHAガイドライン2013）[10]や急性・慢性心不全の診断と治療に関する欧州心臓病学会（ESC：European Society of Cardiology）の2012 ESC Guidelines[11]には，血行動態や原因疾患の病態に基づいて患者を治療することが推奨されていますが，急性心不全や慢性心不全の急性増悪時に救急外来到着前後の発症早期に，時間軸に沿ってどのような初期治療を実施するべきかの説明は記載されていません．超急性期の推奨される具体的な対処方法が明記されていなかった理由として，呼吸困難が著

しい心不全急性期に，治療効果を判定するための無作為ランダム化試験（RCT）を実施することは困難であり，エビデンスレベルの高い研究論文が非常に少ないため，科学的根拠に基づいたガイドラインにおける推奨度を決めることができないことが考えられます．また意外なことに，心不全の急性期治療における呼吸困難に対するさまざまな治療について定量的に評価するための効果判定基準が確立していないことも理由としてあげられます[12]．

　自覚症状が強い心不全急性期に，血行動態の評価や増悪因子を観察するために時間を取られ治療が遅れてしまうと急激に症状が増悪することがあります．そこでMabazaaら[1] は2008年に，急性心不全や慢性心不全の急性増悪に対して，救急隊接触時，もしくは病院収容時における初回収縮期血圧に基づいて患者を層別化し，患者の特徴に合わせて，症状緩和を最優先する時間軸に沿った治療戦略をクリニカルシナリオ（clinical scenario）として提唱しました．初回収縮期血圧により患者を3段階に層別するとともに，病態が異なる急性冠症候群症例と右心不全に起因する急性心不全症例を他の患者と分けることにより，5群に分類しました（ 図5-1 ）．クリニカルシナリオは日本循環器学会の急性心不全における診断と治療に関するガイドラインで紹介されていますが，ACCF/AHAガイドライン2013では『クリニカルシナリオ』という名称は紹介されていませんでした．しかし，急性・慢性心不全の診断と治療に関する欧州心臓病学会（ESC: European Society of Cardiology）の2016 ESC Guidelines（以下2016 ESC Guidelines）[13] では，急性心不全や慢性心不全の急性増悪において，「大部分の患者は初期に収縮期血圧が保たれている（90 ～ 140mmHg）か，血圧が高く（140mmHg以上の高血圧性急性心不全）なっており，わずか5 ～ 8%の患者において収縮期血圧が低下（90mmHg未満の低血圧性急性心不全）しているが，この血圧が低下している患者群は特に予後が不良である」と明記し，収縮期血圧で患者を層別することにより重症度を評価しています[13]．そして『クリニカルシナリオ』で提唱された急性期における時間軸に沿った対処方法と同様に，急性心不全が疑われる患者に対する急性期治療のフローチャートにおい

表5-1 入院時血圧と採血データに基づくリスク評価

(Peacock WF, et al. J Am Coll Cardiol. 2010; 56: 343-51[14] より改変)

低リスク群	中リスク群	高リスク群
急性心不全症候群の20% 収縮期血圧＞160mmHg BUN＜30mg/dL トロポニン値　正常	急性心不全症候群の70% 収縮期血圧　115～ 　　　　160mmHg BUN 30～43mg/dL	急性心不全症候群の10% 収縮期血圧＜116mmHg BUN＞43mg/dL トロポニン値　上昇 血清クレアチニン値＞2.75mg/dL 血清BNP値: 著明上昇 血清ナトリウム値＜136mEg/L
24時間以内に退院	24時間～7日間入院	7日以上入院
30日以内の再入院なし	死亡率の上昇なし	死亡率上昇

　て，第1に心原性ショックの有無を評価・対応し，続いて呼吸不全を評価し適切な呼吸療法を実施すること，続く60～120分間で心不全の原因を探索し対応することが推奨されています．また，最近では入院時の収縮期血圧と合わせて，血清トロポニン値，血清クレアチニン値，BUN値，血清ナトリウム濃度を測定し重症度を評価する分類も提唱されています[14]（**表5-1**）．

　クリニカルシナリオは，急性心不全や慢性心不全急性増悪患者に対して病院収容前から実施すべき治療戦略を具体的に提示しています．この病院収容前から始まる治療は，診療所における実地医家の初期治療にも当てはまります．初めに行うべきこととして，①初回収縮期血圧に基づいて患者を層別化する，②心臓カテーテル装置所有の有無にかかわらず，循環器科があり，かつ集中治療室を整備している基幹病院や循環器専門病院への搬送手配をする，③実地医家（もしくは救急隊）から搬送病院に事前に患者の病歴，バイタルサイン，可能であれば採血検査結果と心電図情報を伝える，さらに，④可能な限り早期に非侵襲的陽圧換気を用いた酸素療法を開始することが推奨されています．

実際には，日本において病院収容前に非侵襲的陽圧換気専用呼吸器を用いることは困難なため，急性心不全症例で呼吸困難を訴える場合には，起座位もしくは半座位（Fowler 位）を保持することにより，肺容量と肺活量を増やして呼吸仕事量を減らし，心臓への静脈環流を減らすことが大切です．患者宅や診療所における初期診療に携わる医師，看護師は臨床状態を迅速かつ的確に評価するためにお互い協力し，①危険因子，②最近の病歴，③現在の服薬内容を聴取し，④臨床症状を観察し，⑤理学的所見を評価することが推奨されています．急性期の観察項目として血圧，心拍数，呼吸回数は必須ですが，可能であれが酸素飽和度を調べることも大切です．海外では地域によっては，病院収容前の情報を搬送施設に提供するためにモバイル伝送システムを用いることにより救急車内から搬送施設への 12 誘導心電図伝送が実施されています[15]．著者も 12 誘導心電図伝送システムの使用経験を報告しています[16-18]が，日本では今のところ一般的にはなっていません．また，救急現場や診療所でも，point-of-care という簡易採血キットを用いた迅速採血検査により血清 BNP 値，トロポニン値，CKMB 値，電解質，血液ガス分析などの検査項目の測定が可能であり，病院搬入前に結果がわかれば救急外来でより迅速に的確な治療が開始できると考えられますが，実際には連携する基幹病院や循環器専門病院までの搬送距離が短い場合には，あまり有用ではないかもしれません．病院収容前の心臓超音波検査の有効性も報告されていますが，搬送に遅れを生じるようであれば，病院収容前に実施する必要はないことが記載されています．

　急性心不全や慢性心不全の急性増悪した患者さんに対する，病院収容前から救急外来までの初めの数時間における初期治療の目標は，患者さんの自覚症状を緩和することです．クリニカルシナリオでは，初めの 90 分間における治療戦略は血圧の適正化と呼吸管理による症状改善に焦点が絞られています．クリニカルシナリオにおける各シナリオの特徴（図 5-1）と治療方針（図 5-2）を紹介します[1]．

　クリニカルシナリオ 1 は初回収縮期血圧＞ 140mmHg の収容時高血圧

CS1 クリニカルシナリオ1	CS2 クリニカルシナリオ2	CS3 クリニカルシナリオ3
sBP>140mmHg 急激な発症 びまん性肺水腫 （軽度全身浮腫） Vascular pathophysiology	sBP100〜140mmHg 緩徐な発症 （体重増加） 軽度肺水腫 （慢性の左室充満圧） （静脈圧上昇） 他臓器障害 （腎機能障害） （肝機能障害）	sBP<100mmHg 急激・緩徐な発症 組織低灌流徴候 軽度肺水腫 全身浮腫 低拍出症状が主体 または心原性ショック

クリニカルシナリオ4 急性冠症候群	クリニカルシナリオ5 右心不全

図 5-1 急性心不全症候群におけるクリニカルシナリオ：臨床的特徴
(Mebazaa A, et al. Crit Care Med. 2008; 36 (1 suppl): S129-39[1] より改変)

CS1 クリニカルシナリオ1	CS2 クリニカルシナリオ2	CS3 クリニカルシナリオ3
sBP>140mmHg NIV 硝酸薬 利尿薬は水分貯留 がない限り適応は ほとんどない	sBP100〜140mmHg NIV 硝酸薬 利尿薬は慢性的な 水分貯留を認める 場合に適応	sBP<100mmHg 水分負荷 強心薬 改善しない場合PAC 血圧が100mmHg 以上に回復しない 場合血管収縮薬

クリニカルシナリオ4 急性冠症候群	クリニカルシナリオ5 右心不全

図 5-2 急性心不全症候群におけるクリニカルシナリオ：治療戦略
(Mebazaa A, et al. Crit Care Med. 2008; 36 (1 suppl): S129-39[1] より改変)

群で，特徴は，①一般的に症状が急激に発症する，②びまん性肺水腫が
主体で全身浮腫は軽度である，③血管抵抗（後負荷）の上昇が病態の主
体（vascular pathophysiology）であり左室収縮機能は保持されている

ことが多いことです．左室収縮機能が保持され，急激な血圧上昇により血管抵抗（後負荷）が上昇する病態は，高齢心不全患者さんでしばしば経験しますが，呼吸困難が著しい場合には起座呼吸となり，かかりつけ医を受診する前に救急隊を要請することもあります．クリニカルシナリオ1では肺うっ血が主体であり，そのため非侵襲的陽圧換気による酸素療法と，肺動脈圧上昇と体血管抵抗上昇により生じた体内水分の再分布異常を軽減するための硝酸薬を中心とした血管拡張薬が治療の中心になります．クリニカルシナリオ1で呼吸困難を訴える患者さんに対して，実地医家が診療所で実施できる治療は，酸素投与と硝酸薬の噴霧投与だと思います．モルヒネは動脈と静脈を拡張し，心臓の前負荷と後負荷を軽減するためクリニカルシナリオ1ではよい適応であることが紹介されていますが，2016 ESC Guidelines ではモルヒネにより嘔気や呼吸抑制を生じる危険性があるため十分に注意し，使用を考慮してもよいというクラスⅡb レベルで推奨されています．また，全身浮腫は軽微なことが多いため，クリニカルシナリオ1では利尿薬は水分貯留が明確でない限り適応ではないと明記されていますが，2016 ESC Guidelines では体内水分の再分布異常による肺うっ血も含め，水分過剰の徴候や症状を認めるすべての急性心不全患者に対してループ利尿薬は不可欠な治療であり，使用すべきであるというクラスⅠレベルで静脈内投与が推奨されています．

　クリニカルシナリオ2は初回収縮期血圧が 100 ～ 140mmHg の正常血圧群で，特徴は，①一般的に緩徐に発症し，体重増加を伴う症例が多いこと，②肺水腫は軽度で慢性的な左室充満圧と静脈圧の上昇を認めること，③腎機能障害や肝機能障害など他臓器障害を合併することが多いことです．慢性心不全からの急性増悪が原因であり，かかりつけ実地医家が外来診療においてしばしば経験する病態です．クリニカルシナリオ2では，肺うっ血と動脈血酸素飽和度の程度に合わせて非侵襲的陽圧換気による酸素療法を開始し，血管拡張薬として硝酸薬などを投与します．ループ利尿薬は慢性的な全身の水分貯留を認める場合に適応になることが記載されていますが，実地医家が外来診療において初期対応する場合にはループ利尿薬の投与は大変有効な治療方法です．クリニカルシナリオ2を呈する高

齢心不全患者さんでは，急激な症状の増悪を生じるまえに，慢性心不全が徐々に進行するために，自覚症状を認めたときに，かかりつけ医に相談することも多いと思います．

クリニカルシナリオ 3 は初回収縮期血圧が 100mmHg 未満の低血圧群で，特徴は，①発症が急激な場合と緩徐な場合があること，すなわち，②組織低灌流徴候が著明な低心拍出症と心原性ショックの 2 通りの原因があること，③肺水腫は一般的に軽度であるが，全身浮腫を認めることが多いことです．クリニカルシナリオ 3 では，水分過剰がない場合には血圧低下に対して水分負荷を試みるとともに，左室収縮機能が低下している場合は強心薬を投与します．この血圧が低下した症例は最も重症で予後不良なため，もし診療所に急性心不全や慢性心不全の急性増悪患者が受診したときに，たとえ肺うっ血や下腿浮腫が明らかではなくても，末梢循環不全が示唆され，血圧が低下している場合は，迅速に基幹病院や循環器専門病院と連携した治療が必要になります．病院では，初期治療で血圧が上昇しない場合には肺動脈カテーテルを挿入し血行動態を正確にモニタリングしながら，収縮期血圧が 100mmHg 以上に改善しない場合には血管収縮薬の投与を開始し，必要に応じて機械的補助治療を導入することが予想されます．このタイプは収縮機能障害を伴う典型的な HFrEF 症例ですが，利尿薬や β 遮断薬，RA 系阻害薬により症状が代償期されているときには通常の外来に通院していることが多いと思います．

クリニカルシナリオ 4 は急性冠症候群が原因で急性心不全を呈した症例であり，クリニカルシナリオ 5 は右心不全が原因で急性心不全や慢性心不全の増悪した症例であり，病態が特殊なためクリニカルシナリオ 1 〜 3 とは分けて分類しています．Gheorghiade[19]（ 表5-2 ）の分類は，クリニカルシナリオと高血圧群と低血圧群の定義が若干異なり，それぞれ 160mmHg 以上と 90mmHg 未満をカットオフ値としていますが，血圧により分類された血圧上昇群，正常血圧〜中等度血圧上昇群，血圧低下群の特徴はクリニカルシナリオの 1 〜 3 に類似しています．クリニカルシナリオの 4 と 5 に相当する分類がない代わりに，Flash pulmonary

表5-2 急性心不全症候群の臨床徴候

(Gheorghiade M, et al. J Am Coll Cardiol. 2009; 53: 557-73[19]) より改変)

臨床所見	頻度	患者背景	治療目標および治療方法
血圧上昇 (収縮期圧 > 160mmHg)	～25%	肺うっ血が主体（画像・臨床的），全身浮腫は±. 多くは EF は保持されている.	治療目標: 　血圧と水分バランスの調節 治療方法: 　血管拡張薬，利尿薬
正常～中等度血圧上昇	～50%	徐々に進行（日・週単位）し，全身うっ血症状が主体. 画像上の肺うっ血は進行した場合にてごくわずかに認める.	治療目標: 　血圧と水分バランスの調節 治療方法 　利尿薬±血管拡張薬
血圧低下 (収縮期圧 < 90mmHg)	< 8%	大部分は低心拍出に基づく症状であり，しばしば腎機能低下を伴う.	治療目標: 心拍出量 治療方法: 血管拡張作用を有する強心薬（PDE3-1, DOBなど）; ジゴキシン±血管収縮薬±機械的補助を考慮
flash pulmonary edema	3%	急激に発症する. しばしば高度高血圧を伴う. 血管拡張薬・利尿薬によく反応.	治療目標: 　血圧と水分バランスの調節 治療方法: 血管拡張薬，利尿薬，挿管，NIV，モルヒネ
心原性ショック	<1%	急激に発症する. 主に急性心筋梗塞，劇症型心筋症，急性弁膜症に合併する.	治療目標: 心ポンプ機能改善 治療方法: 強心薬±血管作動薬±機械的補助±補助

edema（電撃型肺水腫）と心原性ショック群を設定しています.

　急性心不全や慢性心不全の急性増悪で循環器専門病院に搬送された症例を登録したデータベースを用いて，急性冠症候群が原因で急性心不全を呈した症例を除外して，クリニカルシナリオにおける各シナリオの割合とその院内死亡率を検討すると，クリニカルシナリオ1は全症例の42.9%を占め院内死亡率は1.4%，クリニカルシナリオ2は全体の42.1%で院内死亡率は4.3%，クリニカルシナリオ3は全体の11.1%で院内死亡率は15.1%と著明に予後不良でした（**図5-3**）．このクリニカルシナリオ3の割合と院内死亡率は，2016 ESC Guidelines における，「収縮期血圧が低下（90mmHg 未満）している患者はわずか5～8%であるが，この血圧が低下群は特に予後が不良である」という記載とよく合致しています.

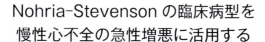

CS1 クリニカルシナリオ1 sBP>140mmHg	CS2 クリニカルシナリオ2 sBP100〜140mmHg	CS3 クリニカルシナリオ3 sBP<100mmHg
283例 42.9%（1.4%）	278例 42.1%（4.3%）	73例 11.1%（15.1%）

（院内死亡率）

図5-3 急性心不全症候群におけるクリニカルシナリオ：頻度と院内死亡率
（横山広行．第74回日本循環器病学会学術集会．ファイアーサイドセミナー．2010年4月京都）

Nohria-Stevenson の臨床病型を慢性心不全の急性増悪に活用する

　外来における初期診療において急性心不全患者さんの病態を迅速に評価する方法として，Nohria-Stevenson の臨床病型は簡便で使いやすい分類です．2016 ESC Guidelines では急性心不全の初期診療において，Nohria-Stevenson の臨床病型分類に基づいて，うっ血の有無，適切な末梢臓器灌流の有無，そして収縮期血圧＜90mmHg の有無を評価手順に組み込んだ治療のフローチャートを提唱しています[13]（図5-4）．急性心不全患者の初期診療において，初めにうっ血の有無を評価しますが，実は急性心不全患者の95％は Nohria-Stevenson の臨床病型分類でうっ血を伴う"wet"に当てはまることが紹介されています[13]．続いて適正な末梢臓器灌流が保持されているかを評価します．2016 ESC Guidelines ではわざわざ，「組織低灌流は，低血圧と同義語ではないが，しばしば組織低灌流と低血圧は合併する」と断り書きを記載しているように，組織低灌流を評価するには血圧の値だけではなく，注意深い身体所見の観察が必要です．この急性心不全治療のフローチャートに用いられる Nohria-Stevenson の臨床病型分類における観察項目は実用的な指標であり，かかりつけ実地医家が診療所において評価する場合にも使用することができます．

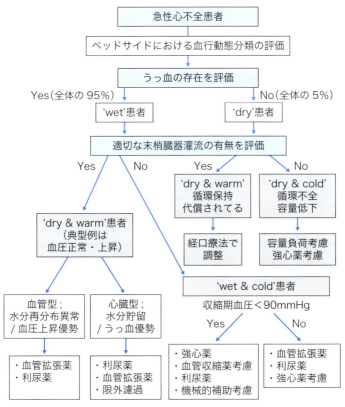

図 5-4 急性心不全における治療フローチャート
(Ponikowski P, et al. Eur Heart J. 2016; 37: 2129-200[13] より改変)

急性心不全治療における呼吸管理の手順

　急性心不全における初期治療の目標は症状を改善することであり，血圧の適正化と呼吸管理が重要です[20, 21]．急性心不全患者は呼吸困難，動悸，胸部圧迫感，胸痛，失神など多彩な症状を訴え，呼吸状態が悪化し低酸素血症が出現すると，徐脈，血圧低下，心原性ショックなど重篤な状態に陥り，ついには致死的心室性不整脈を合併し心肺停止に至ることがあります[14]．2012 年の日本循環病学会による急性心不全の診断と治療に関する

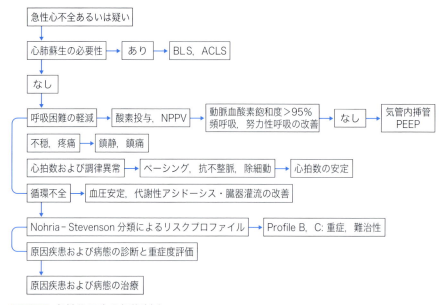

図 5-5 急性心不全の初期対応
〔日本循環器学会.循環器病の診断と治療に関するガイドライン（2010年度合同研究班報告）急性心不全治療ガイドライン（2011年改訂版）〕[22]
http://www.j-circ.or.jp/guideline/pdf/JCS2011_izumi_h.pdf（2017年5月閲覧）

　ガイドライン[22]では，急性期治療の第 1 段階として，心肺停止を評価し，心肺停止状態であれば直ちに適切な BLS と ACLS を行うことが推奨されています（図 5-5）．

　急性心不全における初期治療では呼吸状態を評価し，循環動態が破綻しないようにするための適切な呼吸管理が必要であり，できる限り早く救急現場から呼吸管理を開始することが理想です．そこで，実地医家が急性心不全や慢性心不全の急性増悪の診療にあたる際の，呼吸管理について簡単に説明します．呼吸管理の第 1 段階は，気道が開通していることを確認することです．診察中に問題なく会話ができれば，気道は開通しています．もし，舌根沈下により気道確保が十分できない場合には気道閉塞の危険性があります．呼吸を評価するには，呼吸困難などの自覚症状の聴取と，呼吸回数，起座呼吸などの呼吸様式，SpO_2 値を観察します．酸素

解離曲線において，SpO_2 が 90％以下になると酸素分圧（PaO_2）は急激に 60mmHg 以下になることから，呼吸不全は $PaO_2 < 60mmHg$ と定義されています．実際には，酸素解離曲線は病態により移動するため，最近のガイドラインでは急性心不全や急性心筋梗塞の患者では，心拍出量低下により酸素運搬能と組織酸素供給が低下することを考慮した安全域を考えて，SpO_2 値を 95％以上に維持するように酸素投与を開始することが推奨されています．また，外来診療ではパルスオキシメータを用いて測定した SpO_2 値を治療の目安とすることが多いのですが，実際には機械側の原因（センサーが外れている，センサー裏表の付け間違え，センサーの汚れ，直射日光など周囲の強い光の影響など）や，患者側の要因（末梢循環不全，体動，マニキュア，爪白癬，メトヘモグロビン血症，一酸化炭素中毒など）により SpO_2 値が正確に表示されないことがあるため注意が必要です[23]．

　近年，高濃度酸素の長時間投与による酸素中毒が急性期治療においても話題になっています．酸素中毒の基本病態は，抗酸化防御機構の処理能力を上回る活性酸素の産生と，肺へ集積して活性化された炎症細胞からの炎症性メディエーターなどの放出による肺障害であると日本呼吸器学会・日本呼吸管理学会の編集した酸素療法ガイドラインでは記載されています[23]．そのため，SpO_2 値を 100％に近づけるような過剰な高濃度酸素投与は好ましくありませんが，酸素中毒は PaO_2 と吸入時間に影響されるものであり，吸入気の酸素濃度は直接には関与せず，酸素中毒発症の閾値（PaO_2 と吸入時間）は明らかではないことから，急性心不全の初期治療では不要なほどの高濃度酸素を漫然と長時間継続しないように心がけることで，酸素中毒に対する予防は十分だと思います．また，酸素を供給する場合，投与方法により供給できる酸素濃度は異なるため，投与方法や投与酸素流量と吸入酸素濃度の関係を知っておくと便利です．表5-3 に示したように，鼻カニュラで供給できる吸入酸素濃度はおよそ 24 ～ 44％，簡易酸素マスクでは 40 ～ 60％であり，吸入酸素濃度 100％の酸素を投与するにはリザーバー付酸素マスクを使用することが必要になります．また，閉塞性呼吸器疾患など酸素投与により二酸化炭素が蓄積する病

表 5-3 酸素流量と吸入酸素濃度

鼻カニュラ

酸素流量（L/min）	吸入酸素濃度の目安（%）
1	24
2	28
3	32
4	36
5	40
6	44

簡易酸素マスク

酸素流量（L/min）	吸入酸素濃度の目安（%）
5〜6	40
6〜7	50
7〜8	60

リザーバー付き酸素マスク

酸素流量（L/min）	吸入酸素濃度の目安（%）
6	60
7	70
8	80
9	90
10	90〜

態では，ベンチュリーマスクを用いて低濃度酸素を投与することが大切ですが，診療所における急性期治療では，十分な酸素化を確保することを優先させてよいと思います．吸入酸素濃度100%の酸素を投与しても酸素化が不十分な場合や，$PaCO_2$ が蓄積する場合には，躊躇せず速やかに非侵襲的陽圧換気療法（noninvasive positive pressure ventilation：NIPPV）を開始するべきです[24, 25]．急性心不全における呼吸管理の主流は気管内挿管を用いた人工呼吸器管理から NIPPV に変わり，酸素投与で改善されない頻呼吸，努力呼吸，低酸素血症に対して密着型マスクのNIPPV を即座に開始することがクラス I で推奨されています．そのため，欧米では急性心不全に対する病院前から酸素療法として，NIPPV を用いた呼吸管理の有効性が報告されています[26-28]．日本では病院収容前に救急救命士により NIPPV を実施する呼吸管理体制はなく，診療所におい

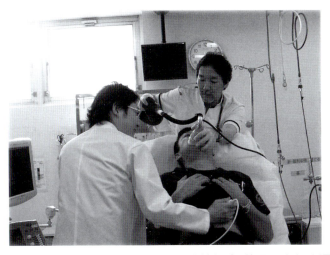

図 5-6 Jackson-Rees を使用した急性期呼吸管理のイメージ図

て NIPPV を使用することはまだありませんが，今後は変化するかもしれません．もし，NIPPV が使用できない場合には，用手的補助換気を行うことも治療方法の 1 つです．用手的補助換気には自己膨張型バック（bag valve mask）と流量膨張型バック（Jackson-Rees 式）の 2 通りがありますが，自発呼吸がある急性心不全の呼吸困難には回路内に弁のない流量膨張型バックを用いることにより，気道抵抗に合わせた呼吸管理を実施するには適しています（図 5-6 流量膨張型バックを用いた急性期呼吸管理のイメージです）．

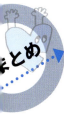

高齢心不全患者さんが急性心不全や慢性心不全の急性増悪を訴えて外来を受診してきたとき，かかりつけ実地医家はすべての応急処置を行うことを心がけるのではなく，病態に沿った急性期治療の目標を見極め，できる限り早く専門病院と連携して治療を開始することが大切です．急性心不全の初回収縮期血圧に基づいて患者を層別化するクリニカルシナリオという治療戦略と，Nohria-Stevenson の臨床病型分類を用いた評価方法は，かかりつけ実地医家が急性心不全や慢性心不全で急性増悪した患者さんを診療するときに大変役立ちます．

文献

1) Mebazaa A, Gheorghiade M, Pina IL, et al. Practical recommendations for prehospital and early in-hospital management of patients presenting with acute heart failure syndromes. Crit Care Med. 2008; 36 (1 Suppl): S129-39.

2) Nohria A, Lewis E, Stevenson LW. Medical management of advanced heart failure. JAMA. 2002; 287: 628-40.

3) 横山広行. 急性心不全治療の進め方. カレントテラピー. 2011；29：18-22.

4) 横山広行. Acute Heart Failure Syndrome. 心臓. 2012；44：771-4.

5) 横山広行. 診断と治療のトリアージ―初期治療から集中治療室へ―. Heart View. 2008；2：45-50.

6) 横山広行. 血圧が保たれた急性心不全：日本のレジストリーデータから考える. Intensivist. 2010；4：749-55.

7) 横山広行. 急性心不全症候群のプレホスピタルから ER での対処法. ICU と CCU. 2011；35：9-15.

8) 横山広行. 心不全（高血圧性緊急症を含む）での対応. In：真弓俊彦，他編. レジデントノート 救急・集中治療での重症患者管理. 東京：羊土社；2011. p.1815-20.

9) 横山広行. プレホスピタル・救急外来から入院までのチーム医療. In：佐藤直樹，編. 救急・集中治療 心不全 Q & A―プレホスピタルから慢性期まで―. 東京：総合医学社；2016. p.37-43.

10) Yancy CW, Jessup M, Bozkurt B, et al. 2013 ACCF/AHA guideline for the management of heart failure: a report of the American College of Cardiology Foundation/American Heart Association Task Force on practice guidelines. Circulation. 2013; 128: e240-327.

11) McMurray JJ, Adamopoulos S, Anker SD, et al. ESC guidelines for the diagnosis and treatment of acute and chronic heart failure 2012: The Task Force for the Diagnosis and Treatment of Acute and Chronic Heart Failure 2012 of the European Society of Cardiology. Developed in collaboration with the Heart Failure Association (HFA) of the ESC. Eur J Heart Fail. 2012; 14: 803-69.

12) Pang PS, Cleland JG, Teerlink JR, et al. A proposal to standardize dyspnoea measurement in clinical trials of acute heart failure syndromes: the need for a uniform approach. Eur Heart J. 2008; 29: 816-24.

13) Ponikowski P, Voors AA, Anker SD, et al. 2016 ESC Guidelines for the diagnosis and treatment of acute and chronic heart failure: The Task Force for the diagnosis and treatment of acute and chronic heart failure of the European Society of Cardiology (ESC) Developed with the special contribution of the Heart Failure Association (HFA) of the ESC. Eur Heart J. 2016; 37: 2129-200.

14) Peacock WF, Braunwald E, Abraham W, et al. National Heart, Lung, and Blood Institute working group on emergency department management of acute heart failure: research challenges and opportunities. J Am Coll Cardiol. 2010; 56: 343-51.

15) Ting HH, Krumholz HM, Bradley EH, et al. Implementation and integration of prehospital ECGs into systems of care for acute coronary syndrome: a scientific statement from the American Heart Association Interdisciplinary Council on Quality of Care and Outcomes Research, Emergency Cardiovascular Care Committee, Council on Cardiovascular Nursing, and Council on Clinical Cardiology. Circulation. 2008; 118: 1066-79.

16) Kawakami S, Tahara Y, Noguchi T, et al. Time to reperfusion in ST-segment elevation myocardial infarction patients with vs. without pre-hospital mobile telemedicine 12-lead electrocardiogram transmission. Circ J. 2016; 80: 1624-33.

17) Otsuka Y, Yokoyama H, Nonogi H. Novel mobile telemedicine system for real-time

transmission of out-of-hospital ECG data for ST-elevation myocardial infarction. Catheter Cardiovasc Interv. 2009; 74: 867-72.

18) Yokoyama H, Yagi N, Otsuka Y, et al. Use of a mobile telemedicine system during transport of emergency myocardial infarction patients would be an effective technology in the pre-hospital medical system. J Jpn Coron Assoc. 2014; 20: 307-13.

19) Gheorghiade M, Pang PS. Acute heart failure syndromes. J Am Coll Cardiol. 2009; 53: 557-73.

20) 横山広行. 酸素投与. In: 永井良三, 他編. 循環器研修ノート. 東京: 診断と治療社; 2016. p.180-2.

21) 横山広行. 初期治療に必要な呼吸管理. In: 佐藤幸人, 編. ここが知りたい―急性心不全の救急・集中治療管理. 東京: 中外医学社; 2016. p.185-97.

22) 日本循環器学会, 編. 循環器疾患の診断と治療に関するガイドライン（2010年度合同研究班報告）. 急性心不全治療ガイドライン（2011年改訂版）. 2011.

23) 日本呼吸器学会. 日本呼吸管理学会. 酸素療法ガイドライン. 東京:メディカルレビュー社; 2011.

24) Yokoyama H, Sekiguchi K, Hashimura K, et al. Patients with flash pulmonary edema showed fluid redistribution, and rapidly improved of condition by initial treatment with NIPPV. ESC Congress. 2010.

25) 横山広行. 急性心不全におけるNIPPV:テーラーメイド療法は必要か？　In:佐藤幸人, 編. エキスパートが現場で明かす 心不全診療の極意. 東京: 南山堂; 2016. p.111-5.

26) Plaisance P, Pirracchio R, Berton C, et al. A randomized study of out-of-hospital continuous positive airway pressure for acute cardiogenic pulmonary oedema: physiological and clinical effects. Eur Heart J. 2007; 28: 2895-901.

27) Kallio T, Kuisma M, Alaspaa A, et al. The use of prehospital continuous positive airway pressure treatment in presumed acute severe pulmonary edema. Prehosp Emerg Care. 2003; 7: 209-13.

28) Hubble MW, Richards ME, Jarvis R, et al. Effectiveness of prehospital continuous positive airway pressure in the management of acute pulmonary edema. Prehosp Emerg Care. 2006; 10: 430-9.

SECTION 6

高齢心不全患者さんの外来診療で，最も重要な仕事は併存疾患の管理です

ここがポイント

1. かかりつけ実地医家として高齢心不全患者さんを長期にわたり外来で診察するときに，最も重要な仕事は併存疾患の管理です．
2. 心不全の外来管理において，心臓に直接影響を及ぼす虚血性心疾患の管理は大変重要です．
3. 心臓病患者では，うつ病を合併することは決して頻度が少ない特別な状況ではありません．「抑うつ症状」を合併した患者の見落としを少なくするために，系統的スクリーニングが有効ですが，スクリーニング後には，適切な精神科医療が提供できる体制を整備することが必要です．
4. 2016 ESC Guidelines では，心不全患者では 2 型糖尿病に対して心不全発症を抑制するために，SGLT2 阻害薬（エンパグリフロジン）の投与を考慮すべきことが，クラスⅡa で推奨されました．
5. 高血圧の適正管理は心不全患者さんの予後を改善するためきわめて重要であり，大規模臨床試験で高血圧患者に対する適切な降圧治療は，心不全発症を減少することが明らかにされています．
6. 貧血は慢性心不全の独立した予後規定因子であることが報告されていますが，最近の研究で ferric carboxymaltose（FCM）の静脈内投与の有効性が報告されました．
7. 腎機能障害を伴う心不全患者に，ACE 阻害薬や ARB を最初に投与するときには，少量より開始し，開始後 1 週間以内に血清クレアチニン値を測定することが必要です．
8. 睡眠呼吸障害は心不全を悪化させ，予後を不良にする可能性が指摘されています．閉塞性睡眠時無呼吸症候群は心不全の原因であり，中枢性睡眠時無呼吸を伴う Cheyne-Stokes 呼吸は心不全の結果として生じる現象と考えられています．

■ はじめに

　かかりつけ実地医家が高齢心不全患者さんを長期にわたり外来で診察するとき，最も重要な仕事は併存疾患の管理だと思います．急性・慢性心不全の診断と治療に関する欧州心臓病学会（ESC；European Society of Cardiology）の 2016 ESC Guidelines[1]（以下，2016 ESC Guidelines）では，心不全治療における合併疾患管理の重要性が強調されていますが，高齢心不全患者では，感染症，慢性腎機能障害，貧血，COPD，肥満，脳梗塞，認知症，悪性疾患など心臓以外の合併症と，心房細動，高血圧症，心血管障害，肺高血圧，糖尿病など直接心臓に関わる併存症の管理が必要です．例えば，腎機能障害が進行すると，心不全治療に使用すべき RA 系阻害薬の投与が困難になり，治療自体に影響を及ぼします．また，抗リウマチ薬として使用する NSAIDs や一部の抗癌薬により，心不全が悪化することがあるため，併存疾患に対して使用する薬剤の心不全への影響を考慮することも必要です．高齢心不全患者では心機能低下を認めない HFpEF（heart failure with preserved ejection fraction）が多いことから，心臓自体の病態を改善する治療は限られているため，合併疾患の管理が心不全治療において大きなウエイトを占めています．本章では，心不全における併存疾患の管理について，日本循環器学会の慢性心不全ガイドライン（2010 年改訂版）[2] の内容を踏まえ，2016 ESC Guidelines[1] の併存疾患にあげられる項目（ 表6-1 ）に沿って，実地医家の立場から説明します．

表6-1 2016 ESC Guidelines の併存疾患にあげられる項目

1. 虚血性心疾患の影響	9. 脂質異常症
2. cachexia と sarcopenia	10. 高血圧症
3. 癌	11. 鉄欠乏性貧血
4. 中枢神経系の障害	12. 腎機能障害
5. 糖尿病	13. 肺疾患（喘息，COPD）
6. 勃起障害	14. 肥満
7. 痛風と関節リウマチ	15. 睡眠時無呼吸症候群
8. 低 K 血症，高 K 血症	16. 心臓弁膜症

虚血性心疾患の影響

　心不全患者の外来診察において，心臓に直接影響を及ぼす虚血性心疾患の管理は大変重要です．虚血性心疾患における冠動脈狭窄に対する侵襲的治療は病院で行われますが，薬物治療については，かかりつけ実地医家の外来診療にも大きく関係します．心筋梗塞の既往があり左室駆出率が低下している心不全症例では，β遮断薬は症状や血行動態を改善し，再梗塞と死亡リスクを軽減するため，積極的な投与が推奨されています（クラスⅠ）．最近では，入院歴があり左室駆出率が40％未満の心筋収縮障害を伴うHFrEF（heart failure reduced ejection fraction）症例では，禁忌のない限りβ遮断薬を導入する努力がなされていると思います．しかし，心筋梗塞による入院治療歴のある患者さんのなかには，発症から数年経過し，胸痛や心不全に伴う症状を認めないために，常用薬であるβ遮断薬やスタチン，RA系阻害薬を怠薬している患者さんにしばしば出会います．一方，実地医家が外来で狭心症や虚血性心不全をコントロールするために，心機能が著明に低下している症例や血圧が低い症例に対してβ遮断薬を導入する場合は，心不全の増悪を生じる危険性があるため，少量より慎重に投与を開始し，投与開始前後で心不全による自覚症状，身体所見（うっ血所見や血圧低下），胸部Ｘ線所見，血清BNP値の変化を比較して，心不全の増悪がないことを確認することが必要です．もし，β遮断薬の導入に不慣れで，外来での導入に躊躇する場合には，病診連携のとれている病院の循環器科に相談して，導入を依頼することも選択肢の１つだと思います．一方，硝酸薬は虚血性心疾患を合併した心不全患者において，心不全症状や血行動態の改善効果が示され，導入時の血行動態への影響も少ないため，実地医家にとっては心不全を伴う狭心症に対して第１に選択される薬剤だと思います．長時間作用型の非ジヒドロピリジン系カルシウム拮抗薬（アムロジピン）とニコランジルは，心機能が低下した顕性心不全患者の長期予後を改善する効果は示されていませんが，悪影響はないと考えられるため，β遮断薬が導入できない場合には，硝酸薬とともに心不全を合併した狭心症の治療薬として用いられます．

癌と心不全

　加齢により担癌患者は増加するため，かかりつけ医は心不全と癌を合併した患者さんを診察することがしばしばあります．化学療法や縦隔への放射線照射により心機能が障害されることや，慢性消耗による低アルブミン血症を有するために，慢性心不全が増悪し治療に難渋することがあります．そのため，癌の治療により心毒性の危険性が高い化学療法を実施する場合には，心不全の症状や徴候に細心の注意を払い，心不全のスクリーニングのために外来で血清BNP値を測定することが必要です．

中枢神経系の障害
（うつ状態，脳卒中，自律神経失調を含む）と心不全

　心臓病患者において，うつ病を合併することは，決して頻度が少ない特別な状況ではありません．米国では心臓病患者に対して「うつのスクリーニング検査」を実施することが推奨されています[3]．最近では，日本でもうつ病に対するスクリーニングと対応が求められています．筆者が参加した，国立精神・神経医療研究センターと6つの国立高度専門医療研究センターの共同作業による，「包括的なうつ管理のための研修プログラム」[4-7]から一部引用し，心臓病とうつの関連について紹介します（ 図6-1 ）．

　心不全患者ではうつ病を合併した場合，うつ病を合併しない患者に比べて生命予後が短くなることが報告されています[8]．その理由として，心臓病に罹患することにより，患者さんは治療に関連した心理的負担をかかえるために，心理的反応などの心理社会的問題を生じることが考えられます．逆に神経疾患を伴うことにより，食行動が乱れ，運動が不足し，適正な服薬行動が妨げられるため，日常生活の適切な管理が妨げられ，心臓病になりやすいと考えられます．

　うつ病患者でみられる身体症状には，頭痛，ほてり，肩こり，心悸亢

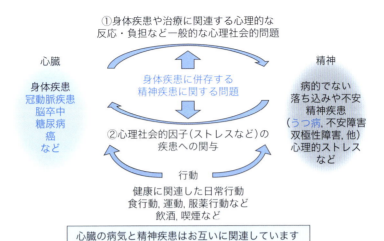

図 6-1 身体疾患と精神疾患の関連
(国立精神・神経医療研究センター&国立循環器病研究センター合同メンタルケアモデル開発ナショナルプロジェクト「包括的なうつ管理のための研修プログラム」から)

進,胃腸障害,痛みなどがあげられますが,心臓病で通院されている場合には,外来で「気持ちの落ち込み」を訴えることをためらい,身体症状以外は診察で話すことではないと考えるため,身体症状が訴えの中心になり,精神的訴えを控えることは珍しいことではないため,注意が必要です.うつ病の一般的な精神的訴えには中核症状である「抑うつ気分」と「興味の喪失」と,その他に自分自身に価値を感じられなくなる「無価値感」,思考力や「集中力の減退」,「自殺念慮」がありますが,これらの症状の1つ1つは,うつ病に特異的ではないため,外来診療ではうつ病を疑うことが大切です.

「抑うつ症状」は健康な人であっても経験する「うつ状態」から,専門的治療を必要とする臨床的「うつ病」までさまざまな程度がありますが,「抑うつ症状」を合併した患者さんの見落としを少なくするためには,系統的なスクリーニングが有効です.しかし,すべての心臓病患者に対してうつ状態のスクリーニングをすべきか否かは議論の分かれるところです.米国では,循環器科におけるうつ病スクリーニング方法として,PHQ-9

という質問票を使用するスクリーニングを実施する前には，治療の必要な気分の落ち込みがあるのではないかと疑っていることを伝えることが推奨されています．そして，米国予防医療研究班の報告では，「うつ状態のスクリーニングの後に，正確な診断を行い有効な治療が可能で経過観察ができる施設であれば，すべての成人患者にうつ状態のスクリーニングをすべきである」と，条件付きでの全例スクリーニングを推奨しています[9]．一方，英国の国立医療技術評価機構では，「過去にうつ病の既往があった場合や，障害につながる重大な身体疾患のある場合，その他の精神衛生上の問題を抱えているようなハイリスク者に対しては，スクリーニングを行うべきである」と，対象を限定したスクリーニングを推奨しています[10]．すなわち，うつ病のスクリーニング後には，適切な精神科医療が提供できる体制を整備することが必要であり，スクリーニングでケアが必要な気持ちのつらさを認めた場合や，希死念慮を訴える場合は，すぐに精神科医や心療内科医へ相談することが大切です．この PHQ-9 は日本語に翻訳され，その正当性が立証されているため[11, 12]（ 表6-2 ），実地医家が高齢心不全患者の外来診療で用いるスクリーニング方法にも適していると思います．

表6-2 PHQ-9 日本語版（JSAD 版）の紹介
(Goldberg D. Epidemiol Psichiatr Soc. 2006; 15:11-5[10], Muramatsu K, et al. Psychol Rep. 2007; 101:952-60[11])

1. 物事に対してほとんど興味が無い，または楽しめない
2. 気分が落ち込む，憂うつになる．または絶望的な気持ちになる
3. 寝付きが悪い，途中で目がさめる，または逆に眠り過ぎる
4. 疲れた感じがする，または気力がない
5. あまり食欲がない，または食べ過ぎる
6. 自分はダメな人間だ，人生の敗北者だと気に病む，または自分自身あるいは家族に申し訳ないと感じる
7. 新聞を読む，またはテレビを見ることなどに集中することが難しい
8. 他人が気づくぐらい動きや話し方が遅くなる，あるいはこれと反対に，そわそわしたり，落ちつかず，ふだんよりも動き回ることがある
9. 死んだ方がましだ，あるいは自分を何らかの方法で傷つけようと思ったことがある

慢性心不全患者における糖尿病の管理

　2016 ESC Guidelines では，SGLT2 阻害薬（エンパグリフロジン）を用いた EMPA-REG OUTCOME 試験[13] の研究で，2 型糖尿病において心不全の発症を抑制する効果を認めたため，エンパグリフロジンは初めて 2 型糖尿病患者で心不全抑制を目的にした投与を考慮すべき薬剤として，クラス II a で推奨されました．この効果が，SGLT2 阻害薬全般に当てはまるかは，現時点ではデータがないため不明であることも記載されていますが，最近，他の SGLT2 阻害薬であるカナグリフロジンを用いた RCT 研究（CANVAS Program）[14] においても，同様に 2 型糖尿病における心不全の発症が抑制されたことから，より一層期待されるようになると思います．一方，欧米のガイドラインでは心不全を合併した糖尿病患者では禁忌のない限り，メトホルミン（ビグアナイド系糖尿病薬）を血糖コントロールのための第 1 選択薬として検討すべきことがクラス II a で推奨されています．チアゾリジン誘導体（thiazolidinediones）は下腿浮腫が報告されるため，NYHA I ～ II 度では少量から使用し，NYHA III ～ IV 度では使用を避けるように勧告されています．一方，日本循環器学会の慢性心不全治療ガイドライン（2010 年改訂版）では，SGLT2 阻害薬に関する記載がまだないため，「糖尿病合併慢性心不全症例で，特に推薦される糖尿病治療法の確固たるエビデンスはない．チアゾリジン誘導体に関しては，心不全を悪化させるとの報告があり，心不全には慎重に使用すべきである」と記載されています．また，メトホルミンを服用している糖尿病患者では，腎機能が低下している場合に，ヨード造影剤の投与後に急激な腎機能の悪化をきたし，乳酸アシドーシスに至った症例が報告されています．そのため，欧米のガイドラインでは，メトホルミン服用者においては，eGFR が 30 ～ 60mL/min/1.73m^2 未満の場合は，ヨード造影剤使用 48 時間前から使用後 48 時間はメトホルミンの投与を中止することが推奨されています．eGFR が 30mL/min/1.73m^2 未満の場合には，ほとんどの国においてメトホルミンの投与は認められていません．

勃起障害

　慢性心不全患者における性交渉の影響は，日本循環器学会の慢性心不全治療ガイドライン（2010年改訂版）では，心不全の治療の一般管理の項目として「性生活」が取り上げられています．一方，2016 ESC Guidelines では合併症の項目に勃起障害が掲載されています．性行為の心不全に及ぼす影響を心配される患者さんが多いことの表れだと思います．心不全患者の性行為時の血行動態を測定した報告は皆無ですが，健常人および陳旧性心筋梗塞患者における検討では，絶頂期の心拍数，血圧は両群で差がなく，心臓二重積（心拍数×血圧）は，安静時のおよそ3倍に達するとされています．運動強度に換算するとおよそ Single Master 負荷試験に相当する負荷量であることから，不整脈の誘発，負荷後の過度の息切れ，疲労感なしに Single Master を行うことができれば，性交渉は可能と考えられています．一方，心不全患者の60～70%が性的機能不全（ED: erectile dysfunction）を合併していると報告されていますが，日本における心不全ガイドラインでは，「性的機能改善薬である phosphodiesterase 5（PDE5）阻害薬は，血管拡張作用を有し，慢性心不全の運動耐容能改善効果も報告されているが，安全性のデータが乏しく，現時点での ED 治療としての投与は推奨されない」と記載されています．1999年に日本において ED 治療薬としてシルデナフィルが認可された時期に，筆者は大学病院で心疾患患者さんへのシルデナフィルの処方に対応するため，循環器外来の一角で「ED 外来」を担当していました[15]．性交渉における運動耐容能の論文を勉強し，トレッドミル運動負荷試験の結果と照らし合わせて安全性を検討しましたが，実際には性行為中の心拍数，血圧の反応は個体差や性行為時の状況による影響が大きいため，安全性を的確に指導することは大変難しいと実感しました．心臓病患者の「夫婦生活」は日本医師会雑誌の特集「心臓病の外来診療」の生活指導に記載しました[16]．

痛風と関節リウマチ

心不全患者では，利尿薬の影響により，しばしば高尿酸血症や痛風発作を認めます．一方，痛風と関節リウマチに対して使用される，NSAIDsやCOX阻害薬は心不全を増悪する可能性があるため，クラスⅢで心不全患者さんへの使用は推奨されません．また，関節リウマチに対してコルチコステロイドは水分貯留に働くために，心不全の増悪に注意が必要です．

低カリウム血症，高カリウム血症

血清カリウム値は，心不全の治療薬により影響を受けます．ループ利尿薬やサイアザイドは，低カリウム血症を惹起することがあり，逆にAEC阻害薬，ARB，MRAでは高カリウム血症を生じる危険性があるため，これらの薬剤を投与している場合には，外来において腎機能を定期的にフォローすることが必要です．

脂質異常症

心機能が低下したHFrEF症例では，LDLコレステロールが上昇することはまれであるといわれています．現在は，スタチン自体の心不全抑制効果は否定的な報告が多いのですが，基礎疾患に虚血性心疾患がある場合には，脂質異常の厳重なコントロールが必要です．

高血圧症

心不全患者において高血圧の適正な管理は，心不全の急性期および慢性期の予後を改善することが報告されており，きわめて重要です．大規模臨床試験では，ALLHAT[17]やVALUE randomised trial[18]において，高血圧患者に対して適切な降圧治療を実施することにより，心不全の発症率が減少することが明らかにされています．また，左室収縮障害のある

HFrEF 症例では，ACE 阻害薬や ARB と β 遮断薬により，心不全患者の長期予後が改善することが報告されています．そのため，NYHA 分類 II 〜IVの心不全症状を認める場合であっても，心不全入院や死亡を抑制するために ACE 阻害薬や β 遮断薬の投与がクラス I で推奨されています．もし，降圧効果が不十分な場合や，臓器うっ血を伴う心不全では，利尿薬が使用されます．さらに降圧が必要な場合には，日本循環器学会の慢性心不全治療ガイドライン（2010 年改訂版）では，予後改善効果を期待したアルドステロン拮抗薬であるスピロノラクトンやエプレレノンの使用が推薦されていますが，最近では，ACE 阻害薬や β 遮断薬を投与しても心不全症状を認める場合に，MRAs（アルドステロン拮抗薬）の投与はより積極的にクラス I で推奨されています．高血圧症に対する長時間作用型の非ジヒドロピリジン系カルシウム拮抗薬は，心不全患者の予後を増悪させないことが明らかにされ，安全に使用することができると考えられています．一方，左室収縮能が保持された HFpEF 症例に対する治療エビデンスは不十分であり，利尿薬以外にうっ血性心不全の症状を直接緩和する薬剤はありません．しかし，HFpEF においても血圧を管理することにより心不全発症を予防することが期待されるため，高血圧に対して ACE 阻害薬，ARB の使用が推奨されています．高血圧を合併した心不全患者の降圧目標値は症例によって異なりますが，130/80mmHg 未満とする報告が多く，降圧目標を達成した後は，過度の低血圧をきたさない限り，予後改善を目的とした心不全加療を十分に施行することの重要性が指摘されています．

鉄欠乏性貧血

心不全患者さんは，しばしば鉄欠乏となるために，鉄欠乏性貧血を生じることや，貧血には至らなくても骨格筋の機能低下を生じることが知られています．そのため以前から，貧血は慢性心不全の独立した予後規定因子であることが報告されていますが，貧血をどのように治療すべきであるかは，確立したエビデンスがありませんでした．これまで数多くの臨床試験で，輸血，鉄剤，EPO 製剤（赤血球造血刺激因子）といった貧血に対

する対症療法が試みられてきましたが，いずれも生命予後を改善するとい
う結果には至りませんでした．しかし，2016 ESC Guidelines では，鉄
欠乏を伴う心不全患者に対する ferric carboxymaltose（FCM）の静脈
内投与を検討した FAIR-HT trial[19] と CONFIRM-HF trial[20] の 2 つの
RCT 研究において，初めて心不全患者の QOL と NYHA の改善，運動
耐容能の改善，さらに二次評価項目である心不全の予後改善を認めたこと
が，報告されています．ただし，現時点では FCM の静脈内投与による，
長期的な安全性が不明であることも記載されており，これからの分野だと
思います．また，心不全患者さんが貧血を生じる原因は非特異的なことが
多いことから，実地医家が心不全患者の診療にあたる場合には，貧血の有
無と程度を調べ，治療可能な原因である，便潜血，鉄欠乏，ビタミン B_{12}
不足，そして血液疾患を評価し，対応することが大切です．

腎機能障害

　高齢心不全患者の外来診療では腎機能と薬物療法の関わりがしばしば問
題になります．筆者も病院に勤務していたころ，急性心不全患者さんの腎
機能と予後について検討しました[21-25]．慢性心不全において，CKD や尿
蛋白を合併した高血圧症や，糖尿病性腎症の患者を対象にしたメタ解析
で，ACE 阻害薬や ARB は心血管イベントを減少することが報告されて
います．しかし実際には，慢性心不全を対象にした多くの大規模臨床試験
で，腎機能低下症例は対象から除外されているため，純粋に腎機能の低下
した慢性心不全症例を対象にした臨床試験は実施されておらず，腎機能低
下症例でのサブ解析も少ないのが現状です．心不全患者の外来診療では，
腎機能が低下した症例に ACE 阻害薬や ARB を投与したときに，血清ク
レアチニン値が上昇する場合，投薬を継続するか，減量するか，中止する
かの判断に大変難渋します．心不全に対する ACE 阻害薬の効果を検討し
た CONSENSUS 研究[26] では，血清クレアチニン値 3.4mg/dL 以上は除
外されていますが，対象症例の平均血清クレアチニン値である 1.4mg/dL
で全症例を 2 群に分けた検討では，心不全に対するエナラプリルの効果
は，血清クレアチニン値の上昇群と上昇していない群で同等でした．すな

わち，血清クレアチニン値が 3.4mg/dL 未満であれば，心不全患者に対する ACE 阻害薬の効果が示唆されたと理解できます．腎機能障害を伴う心不全患者に，ACE 阻害薬や ARB を最初に投与するときには，少量より開始し，開始後 1 週間以内に血清クレアチニン値を測定することが推奨されています．具体的には，投与開始後に，①血清クレアチニン値が前値と比べて 30%以上の上昇がないか，②クレアチニン値が 2.0mg/dL 未満の症例で 0.5 以上の上昇がないか，③血清クレアチニン値が 2.0mg/dL 以上の症例で 1.0mg/dL 以上の上昇がないかを確認することが必要です．投与開始後に腎機能障害を認めた場合は，投与量を減量して再度血清クレアチニン値を 1 週間以内に再検することが推奨されています．

　一方，利尿薬は慢性心不全の治療薬として JCARE-CARD では 80%以上の症例に使用されていることからも，うっ血性心不全の治療には欠かせない薬剤です．血清クレアチニン値が 5.0mg/dL 程度までの腎機能低下症例ならば，ループ利尿薬による利尿効果が期待できますが，ループ利尿薬の過剰投与は腎機能を悪化させることが報告されているので，使用に際しては腎機能悪化に気をつけることが必要です．JCARE-CARD の報告で，β 遮断薬は 48%の症例に使用されており，eGFR が 30mL/min/1.73m^2 未満の症例でも 44%の症例に投与されていました．米国の観察研究でも CKD のステージにかかわらず 46 ～ 51%の症例に β 遮断薬が投与されていました．ビソプロロールの有効性を検証した CIBISII のサブ解析[27]では，eGFR が 60mL/min/1.73m^2 以上の症例と，それ未満の症例ではビソプロロールの効果に差がないことから，ビソプロロールは CKD 症例においても効果が期待できそうです．慢性心不全症例に β 遮断薬を導入する場合には，一般的に通常用量の 1/10 あるいはそれ以下より開始し，胸部 X 線写真，臨床症状，血中 BNP 値などを参考に，慎重に 1 ～ 2 週間で漸増していくことが推奨されています．

　アルドステロン拮抗薬は慢性心不全の治療薬としての有用性が RALES[28]や EPHESUS[29]で報告されていますが，これらの RCT 研究においても血清クレアチニン値が 2.5mg/dL 以上の症例は除外されていま

す．アルドステロン拮抗薬を投与する場合，ACE 阻害薬または ARB と併用すると，高カリウム血症や腎機能の悪化を生じることがあるため，注意を払うことが必要です．心不全症例に対するジギタリスの効果を検討した DIG 研究において，血清クレアチニン値 3.0mg/dL 以上の症例は除外されていましたが，3.0mg/dL 未満の対象症例ではジギタリスの効果は GFR 値によって影響は受けませんでした．もちろん，腎不全症例ではジギタリス中毒症の発現が生じやすいため，十分に留意すべきです．

肺疾患（喘息，COPD）

心不全患者ではしばしは呼吸器疾患を合併しています．しかも，心不全による呼吸器症状と肺疾患の症状は類似するためその鑑別には，難渋することがしばしばあります．また呼吸器疾患で使用しているコルチコステロイドは水分貯留に働くため，注意が必要です．

肥満

肥満は心不全の増悪因子であるとともに，心不全の診断を困難にする一因です．

睡眠時無呼吸症候群

睡眠呼吸障害（sleep disordered breathing: SDB）は，心不全を悪化させ，予後を不良にする可能性が指摘されています．閉塞性睡眠時無呼吸症候群（obstructive sleep apnea syndrome: OSAS）は心不全の原因であり，心不全を増悪する要因と考えられているのに対して，中枢性睡眠時無呼吸を伴うチェーンストークス呼吸（Cheyne-Stokes respiration with central sleep apnea: CSR-CSA）は重症心不全患者でしばしば観察されることから，心不全の結果として生じる現象と考えられています．

慢性心不全患者では，パルスオキシメーターや簡易 PSG 検査を用い

た睡眠呼吸障害のスクリーニング検査を実施することが推奨されています．簡易検査でSDBが示唆される場合には，入院による終夜睡眠ポリグラフィー（PSG: polysomnography）検査により，SDBの重症度，無呼吸のタイプを正確に評価し，診断を確定することが推奨されています．OSAを合併する心不全患者に対しては，在宅CPAP療法の導入を検討しますが，その際にCPAP導入後のコンプライアンスを維持するために，CPAP療法開始前にSDBを治療する意義を十分に説明し，導入時にはCPAP titrationにより適正な圧を調整し，快適にCPAPを装着できるように設定することが，コンプライアンスを維持しながら，AHIを少なくするために重要です．一方，CSR-CSAの治療は，まだ確立していません．CSR-CSAを伴う心不全患者の予後に対するCPAPの効果を検証したCANPAP試験[30, 31]では，陽圧呼吸療法による長期予後の改善効果は認めませんでした．CANPAP試験の追加解析において，CPAP開始3カ月後にAHIが15未満に改善した群は，AHIが低下しなかった群より，予後改善を認めたことから，十分にCSR-CSAが抑制された場合には，予後が改善することが示唆されましたが，現状では十分にAHIを低下させる確立した治療方法はありません．わが国では，酸素療法はNYHA Ⅲ度以上の慢性心不全患者で，睡眠中にCSR呼吸が認められ，PSG検査によりAHIが20以上あることが確認された心不全患者に対しては，CPAPの保険診療が認められています．一方，夜間酸素療法（HOT）は，その簡便性から患者への負担が少なく，コンプライアンスも良好ですが，慢性肺疾患や高度肥満の例では$PaCO_2$が上昇してしまい，意識障害を引き起こすことがまれにあるため，病態をよく理解し，酸素流量の調節に慎重な判断が必要です．また，OSA主体の心不全患者さんにはHOTは適応しないのが原則です．

　近年，心不全症例に対する，補助換気（adaptive servo ventilator: ASV）による治療法が注目されています．筆者も多施設共同登録研究SAVIOR-C[32-34]で，心不全患者に対するASVの心機能改善効果を検討しましたが，大規模な多施設共同ランダム化試験であるSERVE-HF[35]において，心不全患者にルーチンにCPAPを使用した場合に，死亡率が増

加することが示唆されたため，現時点ではその使用には十分な注意が必要であり，これからのさらなる研究が望まれています．

心臓弁膜症

　近年，高齢者の大動脈弁狭窄（AS）の治療は画期的に変化しました．AS 症例にみられる LVEF の低下は大動脈弁狭窄による後負荷の上昇（afterload mismatch）が原因であり，中等度までの収縮能低下であれば手術による狭窄解除で LVEF の改善がみられます．そのため，超高齢者であっても，心不全を呈している高度 AS 患者さんでは，臨床的に手術禁忌がない限りは全例手術適応があると推奨されています．さらに，2013年 10 月より，経カテーテル大動脈弁置換術（TAVR: transcatheter aortic valve replacement ）が保険償還となり，85 歳前後のフレイルを伴う超高齢重度 AS 症例に対する TAVR が爆発的に普及し，治療におけるパラダイムシフトを生じています．かかりつけ実地医家は，弁膜症治療におけるパラダイムシフトが生じていることを理解し，たとえ高齢であっても適切な先進医療を検討することができるように，地域において弁膜症治療の病診連携システムを構築することが必要だと思います．

　大動脈弁閉鎖不全（AR）による臨床症状が NYHA Ⅲ～Ⅳ度の患者さんは手術適応ですが，NYHA Ⅳ度の症例では術後左室機能回復に限界があるため，年齢，術後 QOL 改善の可能性などを考慮した手術適応の判断が推奨されています．

　一方，僧帽弁狭窄（MS）に対する手術適応においては，年齢，病期などに一定の適応基準は示されていません．重症例では高齢者であっても，慢性心不全から腎不全・肝不全などを合併する場合にも，弁病変が経皮的僧帽弁交連切開術に不適当であれば，ハイリスクな症例であっても合併疾患を十分に検討したうえで，直視下交連切開術や僧帽弁置換術が考慮されます．

僧帽弁閉鎖不全（MR）では，左室機能不全が進行するに従い，手術の危険が上昇し，術後遠隔期生存率も悪化します．高度の心不全が進行したMR症例では術後に，後負荷の軽減がなくなるために，LVEFが術前の値よりさらに低下する可能性が高いことも考慮し，一般的には，LVEF 30%以上の症例が手術可能と判断されるようです．また，急性心不全・慢性心不全の急性増悪により入院した症例において，退院時に機能性MRが残存している場合，退院後の長期予後が不良であることから，機能性MRに関しても，より積極的な治療介入が必要なことが示唆されています[36]．そのため，機能性MRに対する僧帽弁クリップによる治療に対する期待が高まっています．

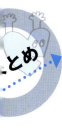

　高齢心不全患者のかかりつけ実地医家の立場から，2016 ESC Guidelinesにおける心不全の併存疾患の項目に沿って，外来診療に役立つことを念頭において説明しました．心不全症状が明らかである顕性心不全だけではなく，心不全症状が明らかにはなっていない不顕性心不全（隠れ心不全）の治療においても，合併症の治療は大変重要であることを，かかりつけ医は認識することが必要です．

文献
1) Ponikowski P, Voors AA, Anker SD, et al. 2016 ESC Guidelines for the diagnosis and treatment of acute and chronic heart failure: The Task Force for the diagnosis and treatment of acute and chronic heart failure of the European Society of Cardiology (ESC) Developed with the special contribution of the Heart Failure Association (HFA) of the ESC. Eur Heart J. 2016; 37: 2129-200.
2) 日本循環器学会，編．循環器疾患の診断と治療に関するガイドライン（2009年度合同研究班報告）．慢性心不全治療ガイドライン（2010年改訂版）．2010.
3) Lichtman JH, Bigger JT, Jr., Blumenthal JA, et al. Depression and coronary heart disease: recommendations for screening, referral, and treatment: a science advisory from the American Heart Association Prevention Committee of the Council on Cardiovascular Nursing, Council on Clinical Cardiology, Council on Epidemiology and Prevention, and Interdisciplinary Council on Quality of Care and Outcomes Research: endorsed by the American Psychiatric Association. Circulation. 2008; 118: 1768-75.
4) メンタルケアモデル開発ナショナルプロジェクト．メンタルヘルスケア研修．http://www.ncnp.go.jp/nimh/syakai/file/0511NP2015_4.pdf, 2015
5) 横山広行．心臓病患者のうつの評価と対応．日本社会精神医学会雑誌．2013; ; 22: 131-7.

6) 横山広行. 心疾患患者のうつの評価と対応. 心臓. 2013；45：1334-8.

7) 横山広行. 心不全患者におけるうつを考える. 日本老年医学会雑誌. 2013；50：748-51.

8) Sherwood A, Blumenthal JA, Hinderliter AL, et al. Worsening depressive symptoms are associated with adverse clinical outcomes in patients with heart failure. J Am Coll Cardiol. 2011; 57: 418-23.

9) Lin KW, Lam C. Screening for depression in adults. Am Fam Physician. 2010; 82: 985-6.

10) Goldberg D. The "NICE Guideline" on the treatment of depression. Epidemiol Psichiatr Soc. 2006; 15: 11-5.

11) Muramatsu K, Miyaoka H, Kamijima K, et al. The patient health questionnaire, Japanese version: validity according to the mini-international neuropsychiatric interview-plus. Psychol Rep. 2007; 101: 952-60.

12) 村松公美子，上島国利. プライマリ・ケア診療とうつ病スクリーニング評価ツール：Patient Health Questionnare-9 日本語版「こころとからだの質問票」. 診断と治療. 2009；97：1465-73.

13) Zinman B, Wanner C, Lachin JM, et al. Empagliflozin, cardiovascular outcomes, and mortality in type 2 diabetes. N Engl J Med. 2015; 373: 2117-28.

14) Neal B, Perkovic V, Mahaffey FW, et al. Canagliflozin and cardiovascular and renal events in type 2 diabetes. N Engl J Med. 2017: Jun 12 [Epub ahead of print]

15) 横山広行，及川恵子，福間長知，他. Phosphodiesterase 5 阻害薬 Sildenafil 適応勃起不全例における冠危険因子と潜在的虚血性心疾患の検討. 臨床薬理. 2000；31：313-4.

16) 横山広行. 心臓病患者の生活指導 夫婦生活. In：矢崎義雄，他編. 心臓病の外来診療：日本医師会雑誌. 2004；S331-2.

17) Major outcomes in high-risk hypertensive patients randomized to angiotensin-converting enzyme inhibitor or calcium channel blocker vs diuretic: The Antihypertensive and Lipid-Lowering Treatment to Prevent Heart Attack Trial (ALLHAT). JAMA. 2002; 288: 2981-97.

18) Julius S, Kjeldsen SE, Weber M, et al. Outcomes in hypertensive patients at high cardiovascular risk treated with regimens based on valsartan or amlodipine: the VALUE randomised trial. Lancet. 2004; 363: 2022-31.

19) Anker SD, Comin Colet J, Filippatos G, et al. Ferric carboxymaltose in patients with heart failure and iron deficiency. N Engl J Med. 2009; 361: 2436-48.

20) Ponikowski P, van Veldhuisen DJ, Comin-Colet J, et al. Beneficial effects of long-term intravenous iron therapy with ferric carboxymaltose in patients with symptomatic heart failure and iron deficiencydagger. Eur Heart J. 2015; 36: 657-68.

21) Takaya Y, Yoshihara F, Yokoyama H, et al. Risk stratification of acute kidney injury using the blood urea nitrogen/creatinine ratio in patients with acute decompensated heart failure. Circ J. 2015; 79: 1520-5.

22) Takaya Y, Yoshihara F, Yokoyama H, et al. Impact of onset time of acute kidney injury on outcomes in patients with acute decompensated heart failure. Heart Vessels. 2016; 31: 60-5.

23) Takaya Y, Yoshihara F, Yokoyama H, et al. Impact of decreased serum albumin levels on acute kidney injury in patients with acute decompensated heart failure: a potential association of atrial natriuretic peptide. Heart Vessels. 2017 Feb [Epub ahead of print]

24) 横山広行. 腎機能障害を伴う急性心不全に対する心房性ナトリウム利尿ペプチドの効果. 心臓. 2004；36：61-5.

25) Chen CY, Yoshida A, Asakura M, et al. Serum blood urea nitrogen and plasma brain

natriuretic peptide and low diastolic blood pressure predict cardiovascular morbidity and mortality following discharge in acute decompensated heart failure patients. Circ J. 2012; 76: 2372-9.

26) Effects of enalapril on mortality in severe congestive heart failure. Results of the Cooperative North Scandinavian Enalapril Survival Study (CONSENSUS). The CONSENSUS Trial Study Group. N Engl J Med. 1987; 316: 1429-35.

27) Damman K, Voors AA, Hillege HL, et al. Congestion in chronic systolic heart failure is related to renal dysfunction and increased mortality. Eur J Heart Fail. 2010; 12: 974-82.

28) Effectiveness of spironolactone added to an angiotensin-converting enzyme inhibitor and a loop diuretic for severe chronic congestive heart failure (the Randomized Aldactone Evaluation Study [RALES]). Am J Cardiol. 1996; 78: 902-7.

29) Pitt B, Remme W, Zannad F, et al. Eplerenone, a selective aldosterone blocker, in patients with left ventricular dysfunction after myocardial infarction. N Engl J Med. 2003; 348: 1309-21.

30) Arzt M, Floras JS, Logan AG, et al. Suppression of central sleep apnea by continuous positive airway pressure and transplant-free survival in heart failure: a post hoc analysis of the Canadian Continuous Positive Airway Pressure for Patients with Central Sleep Apnea and Heart Failure Trial (CANPAP). Circulation. 2007; 115: 3173-80.

31) Bradley TD, Logan AG, Kimoff RJ, et al. Continuous positive airway pressure for central sleep apnea and heart failure. N Engl J Med. 2005; 353: 2025-33.

32) Momomura S, Seino Y, Kihara Y, et al. Adaptive servo-ventilation therapy using an innovative ventilator for patients with chronic heart failure: a real-world, multicenter, retrospective, observational study (SAVIOR-R). Heart Vessels. 2015; 30: 805-17.

33) Momomura S, Seino Y, Kihara Y, et al. Adaptive servo-ventilation therapy for patients with chronic heart failure in a confirmatory, multicenter, randomized, controlled study. Circ J. 2015; 79: 981-90.

34) Seino Y, Momomura S, Kihara Y, et al. Effects of adaptive servo-ventilation therapy on cardiac function and remodeling in patients with chronic heart failure (SAVIOR-C): study protocol for a randomized controlled trial. Trials. 2015; 16: 14.

35) Cowie MR, Woehrle H, Wegscheider K, et al. Adaptive servo-ventilation for central sleep apnea in systolic heart failure. N Engl J Med. 2015; 373: 1095-105.

36) Wada Y, Ohara T, Funada A, et al. Prognostic impact of functional mitral regurgitation in patients admitted with acute decompensated heart failure. Circ J. 2016; 80: 139-47.

SECTION 7

高齢心不全診療における栄養評価と補充療法

1. 高齢心不全患者さんを診療するときに，栄養管理はとても大切な問題です．
2. 栄養状態と密接に関連するサルコペニアとフレイルの治療も，高齢心不全患者さんを管理するうえで重要です．
3. 1）体重減少，2）歩行速度低下，3）筋力低下，4）易疲労，5）身体活動レベル低下の5項目中3項目以上を満たす場合，フレイルと定義されます．
4. かかりつけ実地医家が高齢心不全患者さんの診療にあたるとき，フレイルからサルコペニアへの進展をいかにして断ち切るかを念頭において，栄養と生活を指導することが必要です．
5. 近年，高齢心不全患者さんの診療において，栄養状態の評価方法が進化しています．
6. 高齢心不全患者さんの低栄養に対する栄養補充療法が注目されていますが，現時点で心不全に対して臨床的有効性が確立されているのは，レジスタンス運動と組み合わせた分岐鎖アミノ酸であるロイシン補充療法と，オメガ（ω）-3多価不飽和脂肪酸の補充療法のみです．

■ はじめに

かかりつけ実地医家にとって高齢心不全患者さんの栄養管理は，外来診療における重要な課題です．高齢心不全患者では，低栄養が予後に大きな影響を与えるため[1-3]，筋肉量低下に伴う機能的障害であるサルコペニアや，環境因子に対する脆弱性を表すフレイルに対する対策が必要です．そのため最近では，心不全患者におけるさまざまな栄養評価方法が開発されています．一方，心不全患者に対する栄養補充療法に関しても多くの研究が行われていますが，現時点で心不全患者に対する臨床的有効性が確立しているのは，レジスタンス運動と組み合わせた分岐鎖アミノ酸であるロイ

シン補充療法と，オメガ-3 多価不飽和脂肪酸の補充療法のみです．

高齢心不全患者におけるサルコペニアとフレイルについて

　はじめにサルコペニアとフレイルについて説明します．サルコペニアとフレイルは，心不全患者に限定された問題ではなく，さまざまな疾病に罹患した高齢患者に共通した課題です．そのため，日本心不全学会において高齢心不全患者の治療に関するステートメント[4]を作成する際には，日本老年医学会などの活動と整合性が取れることを心がけました．古くから筋肉量低下に伴う機能的障害はサルコペニアとして知られていましたが，フレイルは2001年にFriedらにより提唱された概念であり[5]，老化に伴うさまざまな機能低下を基盤にして，健康障害に陥りやすい脆弱性が増加した状態と定義されています．フレイルは，ADL障害，要介護状態，疾病発症，入院や生命予後とも関係が深いため，高齢心不全患者さんの診療に携わるかかりつけ医にとって重要な課題です．Friedらが提唱した診断基準では，1）体重減少，2）歩行速度低下，3）筋力低下，4）易疲労，5）身体活動レベル低下という5項目中，3項目以上満たす場合にフレイルと定義されています．この定義に基づくフレイルの診断は，外来診療において短時間で実施できるものです．日本では，2015年5月に公表された「フレイルに関する日本老年医学会からのステートメント（https://jpn-geriat-soc.or.jp/proposal/index.html#frailty（2017年3月14日閲覧）」において，フレイルには「再び健常な状態に戻る」という可逆性が包含されていることが明示されました．そのため，フレイルに陥った高齢者を早期に発見し，適切な介入をすることにより，生活機能の維持・向上を図ることが期待されます．このステートメントが公表される前から，厚生労働省が作成し，介護保険の介護予防事業に導入されていた25項目からなる「基本チェックリスト」には，精神心理的・社会的側面に対する評価も含まれていたことから，フレイルのアセスメントツールとして有効に利用できることが指摘され，この25項目を簡便化した5項目からなる簡易版フレイル・インデックスの診断基準[6]が作成されました．1）6カ月間で2〜3kg以上の体重減少を生じた，2）以前に比べて歩く速度

が遅くなった，3）ウォーキングなどの運動を週に1回以上していない，4）5分前のことが思い出せない，5）ここ2週間，訳もなく疲れたような感じがする，という具体的な5項目のうち，3項目以上満たす場合には要介護，転倒，死亡リスクが有意に高く，フレイルであることが報告されています．精神心理的・社会的側面に対する評価を含む，この簡易版フレイル・インデックスの診断基準も，外来診療で使いやすい評価基準です．問題は，Fried らの診断基準と項目が異なり，国際基準との整合性が取れないため，少し診断に混乱を生じている印象がある点です．

　サルコペニアに関しては，欧米とアジアで体格の違いから，歩行速度などに差があるため診断基準が少し異なります．アジア人によるサルコペニアワーキンググループにより，アジア人のための診断基準が提唱されています[8] が，日本老年医学会では European Working Group on Sarcopenia in Older People（EWGSOP）が開発した加齢によるサルコペニアについての実際的な臨床定義[9] と，日本における診断基準の統一的見解を「サルコペニア：定義と診断に関する欧州関連学会のコンセンサスの監訳と Q & A」（http://www.jpn-geriat-soc.or.jp/pdf/sarcopenia_EWGSOP_jpn-j-geriat2012.pdf）により説明していますので，参照されるとよいと思います．

　フレイルとサルコペニアは評価項目に重なる部分がありますが，Freid は慢性的な低栄養があるためにフレイルからサルコペニアへ進展する状況を，フレイルサイクルとしてまとめました．このフレイルサイクルとは低栄養のために活動性が低下すると，筋力や身体機能の低下につながり，その結果，活動度，消費エネルギー量，食欲の低下をもたらすために，さらなる栄養不良を促進するという悪循環が生じることです．フレイルサイクルは高齢心不全患者によく当てはまる考え方です．基礎疾患である心不全により活動性が低下することで，筋力と骨格筋量の低下をきたし，ポンプ機能が低下します．そのため労作時の動悸，息切れ，易疲労感など心不全の特徴的症状が増強されることにより，食欲低下が惹起され，慢性的な低栄養が進行するために心臓悪液質（カルディアック・カヘキシー）に陥

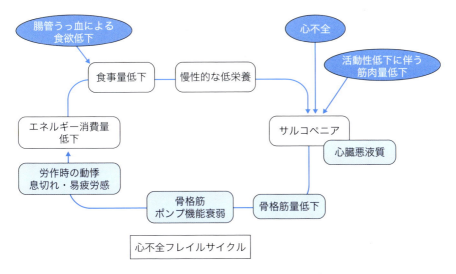

図 7-1　フレイルサイクルに心不全を当てはめた各項目の関係

る[7]．悪循環は，心不全フレイルサイクルと考えることができます（図7-1）．かかりつけ医として高齢心不全患者さんの診療にあたるとき，この心不全フレイルサイクルをいかにして断ち切るかを念頭において，栄養と生活を指導することが必要だと思います．

高齢者心不全患者の栄養状態の評価方法

次に，高齢者心不全患者さんの栄養状態の評価方法について説明します．高齢心不全患者において低栄養状態が重要な予後規定因子であることは，国立循環器病研究センターを含め多くの研究結果が報告されています[10-16]．心不全では腸管浮腫に伴う吸収障害と透過性の変化や，右心不全に伴う食欲不振によるエネルギー摂取量の不足により，低栄養状態を生じることにより，水分貯留や感染を生じやすい病態を招きます．そのため高齢心不全患者さんでは栄養を評価することは大変重要なことですが，実際にはどのような栄養評価方法が用いられているのでしょうか．心不全患者の体重や肥満指数（BMI）は，心不全に伴い水分が貯留することによ

り変動するため，栄養評価指標として不十分です．そのため体重や BMI 以外に，血液生化学的指標である血清アルブミン[17] やトランスサイレチン（プレアルブミン）[18] が指標として利用されてきました．血清アルブミン値やプレアルブミン値は測定が容易であり，入院した高齢心不全患者を対象にした観察研究において，退院時プレアルブミン値が 15mg/dL 以下の症例は，6 カ月間の心不全死や心不全増悪が高率であり予後不良であることが報告されています[19]．しかし，心不全患者は水分貯留，肝うっ血，腎機能障害，感染など栄養状態以外の因子により血清アルブミン値やプレアルブミン値は影響を受けるため，単独の指標で予後を評価することは限界があります．

　そのため，血液生化検査で栄養状態を評価する場合には，複数の血液生化学的指標を組み合わせる方法が用いられるようになりました．血清アルブミン値と総リンパ球数を用いる Prognostic Nutritional Index（PNI）は，[10 × 血清アルブミン値（g/dL）+ 0.005 × 総リンパ球数（mm^3）] により算出した PNI スコアにより，栄養状態を正常（>38），中等度低栄養（35 ～ 38），高度低栄養（<35）の 3 群に層別する方法です[20]．また，血清アルブミン値と総リンパ球数に総コレステロール値を加えた Controlling Nutritional status（CONUT）も，心不全患者の栄養状態を評価する指標として報告されています[21]．血清アルブミン値，総リンパ球数，総コレステロール値の 3 項目をそれぞれスコア化した合計点により CONUT スコアを算出し，栄養レベルを正常，軽度障害，中等度障害，高度障害の 4 段階で評価します（ 表 7-1 ， 表 7-2 ）．

　さらに，血液生化学的検査と体重や BMI などの身体所見を組み合わせる栄養評価方法があります．アルブミン値に体重を組み合わせた Nutritional Risk Index（NRI）は，[[1.519 × 血清アルブミン値（g/dL）] + [(41.7 × 現在の体重（kg）/ 理想体重（kg）]] で算出した NRI スコアにより栄養状態を 4 群に層別する方法です[22]．左室収縮障害を伴う外来心不全患者を対象とした研究において，NRI スコアは予後を規定する因子でした[23]．また，NRI を改訂した評価方法が Geriatric

表 7-1 客観的栄養評価方法Ⅰ：PNI, NRI, GNRI

Prognostic Nutritional Index（PNI）[20]

PNI スコア＝ 10 × 血清アルブミン値（g/dL）＋ 0.005 × 総リンパ球数（mm³）
栄養状態：正常（＞ 38），中等度低栄養（35 〜 38），高度低栄養（＜ 35）

Nutritional Risk Index（NRI）[22]

NRI スコア＝〔1.519 × 血清アルブミン値（g/dL）〕＋〔41.7 × 現在の体重（kg）/ 理想体重（kg）〕
栄養障害による危険性：高度（≦ 83.5），中等度（83.5 ＜ 　≦ 97.5），
　　　　　　　　　　　低い（97.5 ＜ 　≦ 100），ない（100 ＜）

Geriatric Nutritional Risk Index（GNRI）[24]

GNRI スコア＝ 14.89 × 血清アルブミン値（g/dL）＋ 41.7 ×（BMI/22）
栄養障害による危険性：高度（＜ 82），中等度（82 ≦ 　＜ 92），低い（92 ≦ ＜ 98），
　　　　　　　　　　　ない（98 ≦）

表 7-2 客観的栄養評価方法Ⅱ： CONUT スコア

CONUT スコア [21]

アルブミン；（mg/dL）	≧ 3.5（0）	3.49 〜 3（2）	2.99 〜 2.5（4）	＜ 2.5（6）
末梢血リンパ；（/μL）	≧ 1,600（0）	1,200 〜 1,599（1）	800 〜 1,199（2）	＜ 800（3）
総コレステロール；（mg/dL）	≧ 180（0）	140 〜 179（1）	100 〜 139（2）	＜ 100（3）
栄養レベル	正常	軽度異常	中等度異常	高度異常
CONUT スコア	（0 〜 1）	（2 〜 4）	（5 〜 8）	（9 〜 12）

Nutritional Risk Index（GNRI）[24] です．身長と年齢から Lorentz の式で求めた理想体重を用いて BMI を算出し，［［14.89 × 血清アルブミン値（g/dL）＋ 41.7 × BMI/22］］により GNRI スコアを求める方法です．GNRI スコアが 92 以上では栄養障害の危険性は低いか，ないと判断されますが，92 未満では危険性が中等度から高度であると評価します．急性心不全患者を対象とした検討では，GNRI スコアは入院期間を規定する予測因子でした[25]．日本における高齢心不全を対象とした観察研究においても，退院時 GNRI スコアが 92 未満の症例は，心臓死が高率で予後不良でした[26]．

高齢者心不全患者の栄養状態の評価方法として，PNI，NRI，GNRI，CONUT を紹介しましたが，それぞれの評価方法の使い分け方はまだ定まっていません．日本で，平均年齢 69.6 歳の心不全患者を対象として，CONUT，PNI，GNRI の 3 つの評価方法を比較検討した研究において，各評価方法により低栄養状態に当てはまる症例の割合はそれぞれ 61％，60％，69％であり，いずれの評価方法でも低栄養症例は心臓死と心不全再入院が有意に高率であり，予後を規定する因子であることが報告されています[27]．例えば著者の診療所において，慢性心不全で基幹病院や地域支援病院において入院加療を受け，フレイルを有するために退院後の外来通院が困難なことを理由に，訪問診療を実施した高齢心不全患者連続 10例で，CONUT，PNI，GNRI の 3 つの評価方法を比較してみると，3つの方法による重症度の程度は，必ずしも合致しませんでした．しかし，在宅診療の対象となる高齢心不全患者は低栄養状態が著明であり，予後は非常に不良で，8 割の症例が退院後 1 年以内に死亡しました．

　最近では，栄養状態を血液生化学的検査などの客観的指標を用いて評価する方法に対して，高齢者の臨床的かつ社会的特徴とそれらを総合的に把握し評価する指標として，全人的な主観的包括的栄養評価法（Subjective Global Assessment：SGA）[28] が注目されています．SGA として，高齢者の栄養状態を複合的に評価する簡易栄養状態評価表 MNA®（Mini Nutritional Assessment）と，高齢者総合的機能評価（Comprehensive Geriatric Assessment：CGA）が，日本においても広く活用されています．

　MNA® は 1994 年に Guigoz らによって欧州で開発され[29]，65 歳以上の高齢者を対象として，血液生化学的検査項目と身体所見に加え，食事状況，栄養自己評価など多面的項目を組み合わせた問診表を用いて栄養状態を複合的に評価するスクリーニング法です（表7-3）．MNA® の問診表は日本語に翻訳されているため，広く利用されています．評価項目として，身体計測（過去 3 カ月の体重減少，BMI），一般状態（自力歩行，食欲不振や消化器系の問題，急性疾患や精神的ストレス，認知機能）のスク

表7-3 MNA® 評価方法

(Guigoz Y, et al. Nutr Rev. 1996; 54: S59-65)[29]

MNA-Short Form（MNA-SF）	
スクリーニング項目	MNA-SF スコア
過去 3 カ月の食事量減少	0 ～ 2 点
過去 3 カ月の体重減少	0 ～ 3 点
自力歩行	0 ～ 2 点
過去 3 カ月の急性疾患・精神的ストレス	0，2 点
神経・精神的問題の有無	0 ～ 2 点
BMI	0 ～ 3 点
栄養状態良好	12 ～ 14 点
低栄養のおそれあり	8 ～ 11 点
低栄養	～ 7 点
MNA®	
スクリーニング 6 項目（MNA-SF）＋アセスメント 12 項目	MNA スコア
栄養状態良好	24 ～ 30 点
低栄養のおそれあり	17 ～ 23.5 点
低栄養	～ 16 点

アセスメント項目は，ADL，服用薬，食事（水分，蛋白，野菜・果物，食事回数），上腕・下腿の周囲径など12項目，0 ～ 16点で評価する.

リーニング 6 項目（合計 14 ポイント）で 11 ポイント以下の場合は，栄養障害の疑いがあるため，より詳細に状況を把握するため，追加質問として ADL，服薬状況，食事回数，食事の状況，水分，蛋白質，果物・野菜の摂取状況，栄養状態，健康状態に関する自己評価に関する質問など 12 項目（合計 16 ポイント）を行います．評価判定はすべてを合計した 30 ポイント中，24.0 ポイント以上では栄養障害の可能性なし，17 ～ 23.5 ポイントは栄養障害の危険あり，17 ポイント未満は栄養障害ありと判断します．身長や体重の正確な測定が困難なために BMI が算出できない高齢者では，下腿周囲径を身体計測項目として用いることができます．また，スクリーニングの 6 項目のみで評価する MNA-Short Form（MNA-SF）の有効性も報告されています[30]．NYHA Ⅱ～Ⅲの心不全患者を対象とした研究では，90％の症例は MNA-SF と MNA-full の栄養評価は一致し，いずれも 12 カ月の生存と心不全再入院を規定する因子でした[31]．

さらに，高齢心不全患者の予後を推定するために MNA® による栄養状態評価に加え，日常運動機能，認知機能，褥瘡の危険性，併存疾患，内服薬，ソーシャルサポートの程度など多面的項目を用いて評価する CGA の有効性が報告されています．CGA は 1930 年代に提唱され，1993 年に Stuck らによるメタ解析により CGA の有効性が発表された[32] ことにより，高齢者の生活機能障害を総合的に評価する方法として広く用いられています．CGA では，日常生活の活動性（Barthel Index，Katz Index，Lawton Index など），移動性（Qualitative Mobility Scale など），認知機能（Mini-Mental State Examination など），併存疾患（Charlson Index など），服薬薬剤数を評価し，スコア化する方法が報告されています．欧米では 75 歳以上の高齢心不全入院患者を対象として，退院時 CGA スコアと 2 年間の死亡率を検討した結果，CGA スコアが増加するごとに死亡率が上昇することが報告されています[33]．また CGA に基づいた多面的項目により予後を評価する Multidimensional Prognostic Index（MPI）が報告され，65 歳以上の心不全を対象とした研究では，MPI は 1 カ月以内の死亡率予測に有効でした[34]．なお，日本では日本老年医学会が中心になり，高齢者総合的機能評価としてより簡便な CGA7 の有効性を報告しています．実地医家が高齢心不全患者を SGA で評価する場合，MNA® の問診表は，非常にわかりやすく，利用しやすいものです．一方，CGA で栄養状態を評価するためには Barthel Index などさまざまな評価項目を熟知する必要があり，外来で活用するには時間がかかる点が難点だと思います．

高齢者心不全患者における栄養補充療法について

　最後に，高齢者心不全患者における，骨格筋と心筋に対する栄養補充療法について説明します．高齢者では低栄養状態が原因で，筋蛋白質合成反応の減弱を生じるために，骨格筋量が低下します．さらに，食後に誘発される骨格筋における蛋白質合成に必要となる必須アミノ酸には濃度閾値が存在し，加齢とともにこの濃度閾値が上昇する（同化抵抗性：anabolic resistance）ことにより高齢者では骨格筋蛋白質を合成するためには成人

よりも高い濃度の必須アミノ酸が必要とされます[35]．近年，この高齢心不全患者さんの筋肉量低下と筋力低下に対して，レジスタンス運動によるリハビリテーションと，栄養補充療法として骨格筋蛋白質合成を促進する必須アミノ酸，特に分岐鎖アミノ酸であるロイシンの補給を組み合わせた治療により，筋肉量と筋力が増加する効果が報告され，注目されています[36]．ロイシンは，中間代謝物から合成することができず，食事によって摂取しなければならない必須アミノ酸の1つで分岐鎖アミノ酸に分類され，骨格筋における蛋白質合成を促進する作用を持ちます．ロイシンは肉類や魚，牛乳，チーズなど幅広い食品に含まれますが，高齢者では必須アミノ酸の濃度閾値の上昇が示唆されているため，成人と同等以上の蛋白質量を摂取しなければならない可能性があり，少なくとも毎食良質な蛋白質を 25 ～ 30g/食程度摂取することにより，10 ～ 15g/食の必須アミノ酸を補充しないと骨格筋蛋白合成が維持できないようです[37, 38]．しかし，ロイシンばかりを過剰に摂取しても他のアミノ酸の摂取量が少ない場合には十分な効果が得られないことも報告されているため，バランスのよい栄養補充が必要です．一方，蛋白質の過剰摂取による腎障害リスクが上昇することが危惧されますが，高齢者では軽度の腎機能障害ステージの範疇にある患者さんも多いのですが，サルコペニアの予防を考慮した場合，推奨量程度の蛋白質を摂取することの危険性は低いと考えられています．

　一方，心筋収縮に利用されると考えられるタウリンなどのアミノ酸，コエンザイム Q10（CoQ10），L-カルニチン，チアミン，ビタミンなどの微量栄養素（micronutrients）が心不全で低下することにより，心筋細胞の収縮弛緩動態を悪化させることが想定されたため，さまざまな基礎・臨床研究において，予後改善効果を期待し，低栄養を合併した高齢心不全患者に対する微量栄養素の補完治療が検討されました[39, 40]．しかし，現時点ではオメガ-3 多価不飽和脂肪酸以外のすべての微量栄養素に関する研究において，その成果には一貫性が欠けているため，最新の ACCF（米国心臓病学会財団)/AHA（米国心臓協会）の心不全治療に関するガイドライン[41] では，「慢性心不全の治療において，オメガ-3 多価不飽和脂肪酸以外の微量栄養素を補充療法として積極的に勧める根拠は乏しい」と結

論しています．唯一，オメガ-3 多価不飽和脂肪酸に関しては，高齢心不全患者を対象とした観察研究において，血中オメガ-3 多価不飽和脂肪酸の値が高いほど，死亡率と虚血性心疾患の発症率が低いことが報告されました[42]．また，介入観察においても NYHA Ⅱ～Ⅳ度の心不全患者を対象とした大規模な無作為化比較対照試験である GISSI-HF 試験[43] において，オメガ-3 多価不飽和脂肪酸を補充することによる心事故の抑制効果が示されたため，心不全患者に対する投与が推奨されています．しかし，オメガ-3 多価不飽和脂肪酸が心不全に対して有効である機序は，抗炎症作用が報告されていますが[44]，まだ十分には解明されていません．

　オメガ-3 多価不飽和脂肪酸を摂取する場合，具体的にはどのような方法で摂取すればよいのでしょうか．外来診療において，心不全患者さんにオメガ-3 多価不飽和脂肪酸の摂取について説明するときには，厚生労働省が刊行している「日本人の食事摂取基準（2015 年版）」を参考にすれば誤りがないと思います．オメガ-3 多価不飽和脂肪酸と n-3 系脂肪酸という 2 通りの表記について，厚生労働省では n-3 系脂肪酸という表記を使用していますが，どちらも意味は同じで，医学などの生物学系ではオメガ-3，化学系では n-3 系脂肪酸を使います．本稿では循環器医が慣れているオメガ-3 多価不飽和脂肪酸という言葉に統一して説明します．

　脂肪酸について少し復習すると，脂肪酸には飽和脂肪酸と不飽和脂肪酸があり，飽和脂肪酸は肉や乳製品などの動物性の脂肪であり，体内で合成できるため，必ずしも食事からとる必要はなく，逆に過剰摂取による弊害が指摘されています．一方，不飽和脂肪酸のうちオメガ-3 とオメガ-6 はどちらもヒトの体内では作り出せず，食事などを通して摂取しなければならないため「必須脂肪酸」とよばれます．オメガ-3 とオメガ-6 の摂取バランス（比率）も健康保持には重要です[45] が，ここではオメガ-3 多価不飽和脂肪酸について説明します．オメガ-3 多価不飽和脂肪酸には，食用調理油由来の α-リノレン酸（シソ油，エゴマ油，アマニ油，菜種油，ヒマワリ油，サラダ油に代表される植物性の脂肪）と魚由来のエイコサペンタエン酸（EPA: eicosapentaenoic acid），ドコサペンタエ

ン酸（DPA: docosapentaenoic acid），ドコサヘキサエン酸（DHA: docosahexaenoic acid）などがあります．体内に入ったα-リノレン酸は一部 EPA や DHA に変換されます．EPA はイワシや，アジ，サバ，サンマなど青魚に多いといわれますが，マグロやブリにも多く含まれます．DHA はマグロ，ブリ，カツオ，サンマ，サバなどに豊富に含まれています．

　それでは，1日にどの位のオメガ-3多価不飽和脂肪酸を摂取するように患者さんに指導すればよいのでしょうか．日本人を対象とした JACC Study では 12.7 年間の観察研究において，オメガ-3系脂肪酸摂取量が最も多い最大5分位（2.11 〜 5.06g/日）の群では，最小5分位（0.05 〜 1.18g/日）の群に比較し，心不全による死亡の相対危険度が 0.58 低下しました．イタリアで行われた約4年間の介入研究である GISSI-HF 試験では，慢性心不全患者（NYHA Ⅱ度以上）に EPA および DHA を1g/日投与した群では，観察期間中に死亡または心血管イベントのため入院を57％で認めたのに対し，対照群では59％であり，有意な効果を報告しています．これらの結果に基づき厚生労働省は「日本人の食事摂取基準（2015年版）」で，不足しないための摂取目安として，オメガ-3多価不飽和脂肪酸として1日1g以上の摂取を推奨しています．これを実際の料理に当てはめると，一般的な魚料理の1人前に含有される EPA と DHA の量は，サバ切り身 100g（焼き）でそれぞれ 1,700mg と 2,700mg，マグロトロ刺身 75g で 968mg と 2,158mg，サンマ（焼き）1尾で 650mg と 1,400mg，イワシ（焼き）1尾で 600mg と 750mg と報告されている（文部科学省「日本食品脂溶性成分表」に基づく）ので，これを参考にして患者さんに説明するのがよいのではないでしょうか．

　オメガ-3多価不飽和脂肪酸の取りすぎについては，大きな健康被害の報告はないのですが，多量摂取を長期間継続することによる影響は十分には調査されていません．実際には食事で摂取して過剰摂取になることは考えにくいと思いますが，サプリメントで補充する場合に生じる有害事象については，サプリメントの減量または中止によって管理できると結論され

てはいますが，多くの試験では試験終了前に投与中止した被験者については，十分な有害事象の報告がなされていないため，現時点では過量摂取による有害事象データは不十分であると報告されています．

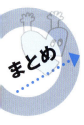

　かかりつけ実地医家として高齢心不全患者さんを診療するとき，栄養管理は予後改善のためにとても大切な問題です．心不全により活動性が低下することで，筋力，骨格筋量，ポンプ機能が低下するため心不全症状が増強し，食欲低下が惹起され，さらに慢性的低栄養が進行する悪循環をきたします．かかりつけ医として高齢心不全患者の診療にあたるとき，この心不全フレイルサイクルを断ち切るためには，栄養状態を的確に評価するとともに，低栄養に対する適切な介入を検討することが大切です．

文献

1) Fulster S, Tacke M, Sandek A, et al. Muscle wasting in patients with chronic heart failure: results from the studies investigating co-morbidities aggravating heart failure (SICA-HF). Eur Heart J. 2013; 34: 512-9.
2) Onoue Y, Izumiya Y, Hanatani S, et al. A simple sarcopenia screening test predicts future adverse events in patients with heart failure. Int J Cardiol. 2016; 215: 301-6.
3) 横山広行．高齢者には至適薬物療法と栄養はどちらがより重要か．Geriatric Medicine. 2016; 54: 675-9.
4) 高齢心不全患者の治療に関するステートメント策定委員（委員長木原康樹）．高齢心不全患者の治療に関するステートメント．In: 日本心不全学会，ed. http://www.asas.or.jp/jhfs/pdf/Statement_HeartFailurel.pdf, 2016.
5) Fried LP, Tangen CM, Walston J, et al. Frailty in older adults: evidence for a phenotype. J Gerontol A Biol Sci Med Sci. 2001; 56: M146-56.
6) Yamada M, Arai H. Predictive value of frailty scores for healthy life expectancy in community-dwelling older japanese adults. J Am Med Dir Assoc. 2015; 16: 1002 e7-1002. e11.
7) Akashi YJ, Springer J, Anker SD. Cachexia in chronic heart failure: prognostic implications and novel therapeutic approaches. Curr Heart Fail Rep. 2005; 2: 198-203.
8) Chen LK, Liu LK, Woo J, et al. Sarcopenia in Asia: consensus report of the Asian Working Group for Sarcopenia. J Am Med Dir Assoc. 2014; 15: 95-101.
9) Cruz-Jentoft AJ, Baeyens JP, Bauer JM, et al. Sarcopenia: European consensus on definition and diagnosis: Report of the European Working Group on Sarcopenia in Older People. Age Ageing. 2010; 39: 412-23.
10) Anker SD, Laviano A, Filippatos G, et al. ESPEN Guidelines on Parenteral Nutrition: on cardiology and pneumology. Clin Nutr. 2009; 28: 455-60.
11) Anker SD, Ponikowski P, Varney S, et al. Wasting as independent risk factor for mortality in chronic heart failure. Lancet. 1997; 349: 1050-3.
12) Nochioka K, Sakata Y, Takahashi J, et al. Prognostic impact of nutritional status in

asymptomatic patients with cardiac diseases: a report from the CHART-2 Study. Circ J. 2013; 77: 2318-26.

13) Bonilla-Palomas JL, Gamez-Lopez AL, Anguita-Sanchez MP, et al. [Impact of malnutrition on long-term mortality in hospitalized patients with heart failure]. Rev Esp Cardiol. 2011; 64: 752-8.

14) Fujino M, Takahama H, Hamasaki T, et al. Risk stratification based on nutritional screening on admission: Three-year clinical outcomes in hospitalized patients with acute heart failure syndrome. J Cardiol. 2016; 68: 392-8.

15) Honda Y, Nagai T, Iwakami N, et al. Usefulness of geriatric nutritional risk index for assessing nutritional status and its prognostic impact in patients aged $>/=$ 65 years with acute heart failure. Am J Cardiol. 2016; 118: 550-5.

16) Iwakami N, Nagai T, Furukawa TA, et al. Prognostic value of malnutrition assessed by Controlling Nutritional Status score for long-term mortality in patients with acute heart failure. Int J Cardiol. 2017; 230: 529-36.

17) Fuhrman MP, Charney P, Mueller CM. Hepatic proteins and nutrition assessment. J Am Diet Assoc. 2004; 104: 1258-64.

18) Beck FK, Rosenthal TC. Prealbumin: a marker for nutritional evaluation. Am Fam Physician. 2002; 65: 1575-8.

19) Lourenco P, Silva S, Frioes F, et al. Low prealbumin is strongly associated with adverse outcome in heart failure. Heart. 2014; 100: 1780-5.

20) Alvares-da-Silva MR, Reverbel da Silveira T. Comparison between handgrip strength, subjective global assessment, and prognostic nutritional index in assessing malnutrition and predicting clinical outcome in cirrhotic outpatients. Nutrition. 2005; 21: 113-7.

21) Ignacio de Ulibarri J, Gonzalez-Madrono A, de Villar NG, et al. CONUT: a tool for controlling nutritional status. First validation in a hospital population. Nutr Hosp. 2005; 20: 38-45.

22) Perioperative total parenteral nutrition in surgical patients. The veterans affairs total parenteral nutrition cooperative study group. N Engl J Med. 1991; 325: 525-32.

23) Al-Najjar Y, Clark AL. Predicting outcome in patients with left ventricular systolic chronic heart failure using a nutritional risk index. Am J Cardiol. 2012; 109: 1315-20.

24) Bouillanne O, Morineau G, Dupont C, et al. Geriatric Nutritional Risk Index: a new index for evaluating at-risk elderly medical patients. Am J Clin Nutr. 2005; 82: 777-83.

25) Aziz EF, Javed F, Pratap B, et al. Malnutrition as assessed by nutritional risk index is associated with worse outcome in patients admitted with acute decompensated heart failure: an ACAP-HF data analysis. Heart Int. 2011; 6:e2.

26) Kinugasa Y, Kato M, Sugihara S, et al. Geriatric nutritional risk index predicts functional dependency and mortality in patients with heart failure with preserved ejection fraction. Circ J. 2013; 77: 705-11.

27) Narumi T, Arimoto T, Funayama A, et al. Prognostic importance of objective nutritional indexes in patients with chronic heart failure. J Cardiol. 2013; 62: 307-13.

28) Detsky AS, McLaughlin JR, Baker JP, et al. What is subjective global assessment of nutritional status？ JPEN J Parenter Enteral Nutr. 1987; 11: 8-13.

29) Guigoz Y, Vellas B, Garry PJ. Assessing the nutritional status of the elderly: The Mini Nutritional Assessment as part of the geriatric evaluation. Nutr Rev. 1996; 54: S59-65.

30) Rubenstein LZ, Harker JO, Salva A, et al. Screening for undernutrition in geriatric practice: developing the short-form mini-nutritional assessment (MNA-SF). J Gerontol A Biol Sci Med Sci. 2001; 56: M366-72.

31) Sargento L, Satendra M, Almeida I, et al. Nutritional status of geriatric outpatients with systolic heart failure and its prognostic value regarding death or hospitalization, biomarkers and quality of life. J Nutr Health Aging. 2013; 17: 300-4.

32) Stuck AE, Siu AL, Wieland GD, et al. Comprehensive geriatric assessment: a meta-analysis of controlled trials. Lancet. 1993; 342: 1032-6.

33) Rodriguez-Pascual C, Paredes-Galan E, Vilches-Moraga A, et al. Comprehensive geriatric assessment and 2-year mortality in elderly patients hospitalized for heart failure. Circ Cardiovasc Qual Outcomes. 2014; 7: 251-8.

34) Pilotto A, Addante F, Franceschi M, et al. Multidimensional Prognostic Index based on a comprehensive geriatric assessment predicts short-term mortality in older patients with heart failure. Circ Heart Fail. 2010; 3: 14-20.

35) Volpi E, Mittendorfer B, Rasmussen BB, et al. The response of muscle protein anabolism to combined hyperaminoacidemia and glucose-induced hyperinsulinemia is impaired in the elderly. J Clin Endocrinol Metab. 2000; 85: 4481-90.

36) Tieland M, van de Rest O, Dirks ML, et al. Protein supplementation improves physical performance in frail elderly people: a randomized, double-blind, placebo-controlled trial. J Am Med Dir Assoc. 2012; 13: 720-6.

37) Katsanos CS, Kobayashi H, Sheffield-Moore M, et al. Aging is associated with diminished accretion of muscle proteins after the ingestion of a small bolus of essential amino acids. Am J Clin Nutr. 2005; 82: 1065-73.

38) Paddon-Jones D, Rasmussen BB. Dietary protein recommendations and the prevention of sarcopenia. Curr Opin Clin Nutr Metab Care. 2009; 12: 86-90.

39) Lee JH, Jarreau T, Prasad A, et al. Nutritional assessment in heart failure patients. Congest Heart Fail. 2011; 17: 199-203.

40) Gupta C, Prakash D. Nutraceuticals for geriatrics. J Tradit Complement Med. 2015; 5: 5-14.

41) Yancy CW, Jessup M, Bozkurt B, et al. 2013 ACCF/AHA guideline for the management of heart failure: a report of the American College of Cardiology Foundation/American Heart Association Task Force on practice guidelines. Circulation. 2013; 128: e240-327.

42) Mozaffarian D, Lemaitre RN, King IB, et al. Plasma phospholipid long-chain omega-3 fatty acids and total and cause-specific mortality in older adults: a cohort study. Ann Intern Med. 2013; 158: 515-25.

43) Tavazzi L, Maggioni AP, Marchioli R, et al. Effect of n-3 polyunsaturated fatty acids in patients with chronic heart failure (the GISSI-HF trial): a randomised, double-blind, placebo-controlled trial. Lancet. 2008; 372: 1223-30.

44) Duda MK, O'Shea KM, Stanley WC. omega-3 polyunsaturated fatty acid supplementation for the treatment of heart failure: mechanisms and clinical potential. Cardiovasc Res. 2009; 84: 33-41.

45) Nagai T, Honda Y, Sugano Y, et al. Circulating omega-6, but not omega-3 polyunsaturated fatty acids, are associated with clinical outcomes in patients with acute decompensated heart failure. PLoS One. 2016; 11: e0165841.

高齢心不全診療における在宅診療

1. 高齢者人口の増加に伴い心不全患者さんの在宅診療が注目されています．
2. 急増する高齢心不全患者さんの在宅診療を支えるには，多職種が連携したチーム医療が必要であり，かかりつけ実地医家が高齢心不全患者さんの在宅診療において担う役割はますます大きくなります．
3. 1990年代に提唱された心不全患者さんに対する退院後の包括的疾病管理は，心不全患者の在宅医療に注目を集め，その実現化を考える契機となりました．
4. 高齢心不全患者さんの病態は多様性に富むため，在宅診療を実践するには，画一的なプロトコールを作成することは困難であり，患者毎の病態を正確に把握し，患者さんに合わせたきめ細かい在宅診療を行うことが必要です．

■ はじめに

　心不全の在宅診療を考えるとき，「2025年問題」は避けて通れない課題です．高齢心不全患者の急増は「心不全パンデミック」といわれ，大学病院や基幹病院ですべての心不全患者に対応することは不可能になることが予想されます．この急増する高齢心不全患者さんの在宅診療を支えるには，多職種が連携したチーム医療が必要ですが，日本心不全学会の『高齢心不全患者の治療に関するステートメント』において木原康樹委員長は，高齢心不全患者の管理には，実地医家が『かかりつけ医』として携わる地域診療体制が必要であることを宣言しました[1]．高齢社会の到来により，かかりつけ実地医家が高齢心不全患者さんの在宅診療において担う役割はますます大きくなります[2-4]．

心不全患者に対する包括的疾病管理と，在宅医療における訪問診療

　日本における在宅医療は癌患者さんの終末期緩和療法として認知されるとともに，脳卒中後遺症による運動不全や認知症の行動障害により外来通院が困難な患者さんに対して，介護保険制度を用いる診療として発展した経緯があります．この経緯から，末期心不全患者さんに対する在宅診療はあまり注目されませんでした．筆者を含め多くの循環器医が，心不全の在宅診療にはじめて注目したのは，1990年代後半に欧米で心不全患者を対象として実施された介入研究において，退院後の包括的疾病管理プログラムの一環として，訪問診療の重要性が提唱されたときだと思います[5]．この研究では，70歳以上の心不全患者さんを対象として，心不全専門看護師が主体となり包括的教育，服薬指導の実施，退院後の栄養評価と食事療法を徹底するとともに，退院後早期に個別に患家を訪問するか，直接電話連絡をすることにより，退院後の患者さんの生活様式を的確にモニタリングする包括的疾病管理を行うことにより，心不全の再入院率が有意に減少することが報告されました．その後，システマティックレビュー[6]においても，包括的疾病管理を実施することにより，薬物治療の遵守率と治療アドヒアランスが向上し，心不全患者さんの予後が改善することが報告されました．一方で，欧米において包括的疾病管理プログラムが紹介された当時，日本では専門看護師などの多職種チームが心不全患者の患宅を訪問することができるのは，急変時の緊急往診診療のみで，再入院抑制を目指した包括的疾病管理プログラムを体系的に導入するには障壁がいくつもあると感じました．

　その後，日本循環器学会は慢性心不全治療ガイドライン（2010年改訂版）[7]において，包括的疾病管理プログラムを重要な取り組みとして推奨し，8項目の要点が紹介されました．特に「退院後の十分かつ頻回なフォローアップ（外来・在宅・電話）」と「ケアと医療の連携と統合」の項目は，まさに高齢心不全患者さんの在宅診療において実施することで最も効

表8-1 慢性心不全患者に対する疾病管理プログラムの要点
(Jaarsma T, et al. Nurse-led management programmes in heart failure. Caring for the heart failure patients. 2004: p.169より改変)

1. 包括的アプローチ
2. 教育および支援（患者や家族あるいは介護者に対して）
3. 薬物治療の適正化
4. 退院後の十分かつ頻回なフォローアップ（外来・在宅・電話）
5. 医療専門職との密接な連絡
6. ケアの連携・統合
7. 心不全症状・徴候の早期発見
8. 運動療法

果が発揮されるものであり（**表8-1**），包括的疾病管理としての在宅診療により心不全再入院を抑制することが期待されました.

　しかし，最近になり欧米で実施されたCOACH研究[8]，INH研究[9]，WHICH？-study[10] の3つの大規模無作為化比較試験（RCT）では，退院後に心不全専門看護師が主導する包括的心不全管理を実施した群は，定期的に循環器外来を通院するコントロール群と比較して，心不全再入院率，死亡率に差が認められませんでした．これらの結果は驚くべきものでしたが，「包括的心不全管理は効果がない」と結論付けるものではないと思います，例えば，これらの研究が発表されたあと，2012年に米国において発表された論文では，心不全の再入院が抑制されない理由として，①十分な退院時計画が立案されていない，②推奨される食事指導，薬物療法が遵守されていない，③十分なフォローアップができていない，④十分な社会的支援が整備されていない，⑤診療に遅れを生じることがあげられました[11]．これらの項目はまさに包括的心不全管理の目標としてあげられている内容であり，大切なのは心不全患者さんの退院後に画一的な心不全管理プロトコールを導入するのではなく，個々の症例に適した心不全外来診療体制を再構築することが，再入院抑制には必要だと思います.

　実際に，高齢心不全患者さんの在宅診療を行う場合には，包括的心不全

管理に関する RCT 研究の対象患者と異なる条件が 2 点あります．1 点目は，RCT 研究は無作為に治療方法を割り振るため，コントロール群に振り分けられた場合に，定期的に循環器外来へ通院することができる患者さんが研究対象になります．しかし，実臨床で在宅診療の対象となる高齢心不全患者さんは，そもそも心肺機能低下などの理由で通常の外来通院ができない患者であり，RCT 研究のコントロール群に割り振りできないため，研究対象から除外される患者です．また，心不全初期で定期的に循環器外来へ通院することができる比較的軽症なステージの患者さんを RCT 研究の対象とした場合，病状が悪化し自覚症状を認めるときに，患者さんは自ら医療機関を緊急受診するため，包括的疾病管理群と循環器科専門外来を受診するコントロール群とを比較し，予後に差を生じ難いことが考えられます．2 点目は，在宅診療の対象となる高齢心不全患者さんは，多疾病を合併し病態が複雑なことが多く，フレイル，低栄養状態，認識機能障害などの課題も抱え，多様性に富んだ一群であるため，包括的心不全管理モデルの画一的なプロトコールで診療することが難しいことが考えられます．

　このように，実臨床で訪問診療の対象となる高齢心不全患者さんと RCT 研究の対象症例では背景が異なると思います．そのため，最近の RCT 研究の結果から，「包括的心不全管理は効果がない」と解釈するより，高齢心不全患者さんの在宅診療を実践する場合には，個々の症例における病態や病期を正確に把握し，その患者さんに合わせたきめの細かい在宅診療を行うことが必要であると考えるべきではないでしょうか．

　心不全患者さんの臨床経過（病みの軌跡）と合わせて，在宅診療を考えてみます（図8-1）．初めての心不全入院により治療を開始する時期（心不全治療開始期）には，すべての症例が在宅診療の対象となるわけではありません．この時期にはフレイルが顕著で，多疾病を合併しているために外来通院が困難な患者さんが，在宅診療の対象になります．そしてすべての患者さんや患者家族の方に心不全の自己管理（セルフマネージメント）ができるように，退院前には包括的教育と服薬指導が必要です．この時期におけるかかりつけ実地医家の役割は，高齢心不全患者さんの退院後の服

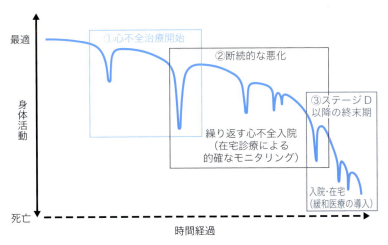

図 8-1 慢性心不全患者における人生の時間経過と身体活動レベルの推移：病みの軌跡
(Goodlin SJ. J Am Coll Cardiol. 2009; 54: 386-96より改変)

薬状況を確認することと，食事状況（摂取量とバランス），身体所見（身長，体重，BMI），血液生化学検査（総コレステロール値，血清アルブミン値，リンパ球数）から栄養状態を評価し，必要に応じて食事指導をすることです．心不全の自己管理が不安な患者さんや，フレイルが顕著な高齢患者では退院後早期に個別に患家を訪問するか，直接電話連絡をすることにより，退院後の患者さんの生活様式を的確にモニタリングすることが診療に大変役立ちます．そして，入退院を繰り返し，断続的に状態が悪化する時期（断続的な悪化時期）の患者さんでは，訪問診療や往診を含めた在宅診療による的確なモニタリングと早期治療介入により，再入院抑制が期待できます．さらに心不全重症度が進行し，ステージDの終末期心不全（ステージD以降の終末期）になると，フレイル，低栄養状態，認識機能障害，緩和ケア，合併するうつ症状などの対策[12]が診療課題になるため，定期的な訪問診療による在宅医療の役割は大変重要です．この時期には再入院抑制を期待することは困難であり，緩和医療に診療の目的が変わっていくと思います．

症例からみる心不全患者に対する在宅医療のポイント

　日本における心不全治療としての在宅医療を考えるために，少し医療制度と介護保険制度についてふれます．1992 年に医療法により「医療を受ける者の居宅等」で医療が提供されるものが在宅医療として記載されました．在宅医療の対象者は，本来は定期的な診察が必要だが，外来受診が困難な症例（脳梗塞後遺症，神経筋疾患，重度の心肺疾患，認知症，寝たきり状態など），病状のために自宅療養を希望する症例（末期癌，難病，重度障害の方，ターミナルの方），緩和ケアを希望され自宅で療養される症例など，在宅での医療，看護，介護福祉が必要と考えられる症例とされています．そのため在宅診療を受けている患者さんの多くは，癌末期の患者さん，脳梗塞後遺症や整形外科的疾病による麻痺や，認知症により通院が困難な患者さんだったと思います．患者さんの病状に応じて，計画的に患者宅を訪問して実施される行為は「訪問診療」であり，病状の悪化に応じた不定期な患者宅訪問は「往診診療」と規定されています．心不全患者さんは自分で歩くことができるために，これまでは計画的な訪問診療の対象と考えられることは少なかったように思います．通常の外来に通院できる心不全患者さんは訪問診療の適応にはなりませんが，「外来受診が困難な症例」の範疇には，低心機能やフレイルを伴う高齢心不全患者さんも含まれます．包括的心不全管理のために退院後のフォローアップ目的で，計画に沿って定期的に行う在宅医療は「訪問診療」に該当することからも，実際には在宅医療の適応となる高齢心不全患者さんは少なくないと思われます．

　さて，高齢心不全患者さんに対する在宅診療について，日本における十分なエビデンスは蓄積されていないため，ガイドラインで推奨できるような心不全在宅診療モデルは確立されていません．また，高齢心不全患者さんは多様性に富むため，画一的なプロトコールを作成することも困難です．そこで，実際に在宅診療を実施した高齢心不全患者さんの症例を提示し，私見を交えながらかかりつけ実地医家が行う心不全在宅診療について

考えてみます.

症例1

　心不全を患い多疾病を合併していた，81歳で独居の高齢男性です．フレイルが著明なため心不全で入院していた病院の担当医から，退院後の在宅診療を依頼されました．Killip IIIの心不全を伴う急性心筋梗塞により，発症から2日以上経過してから急性期基幹病院に入院しました．入院直後に責任冠動脈である前下行枝に冠動脈形成術が施行され，最大CK値は約5,000IU/Lで慢性期LVEFは35％の著明な低心機能を呈していました．入院中に心室細動が出現し，電気的除細動を受けましたが，ICD植え込みは本人が拒否したため施行されず，アミオダロンが導入されました．併存疾患は直径6cmの胸部大動脈瘤と5cmの腹部大動脈瘤，2型糖尿病，慢性C型肝炎，脂質代謝異常症を認め，血清クレアチニンは1.5mg/dLでeGFR 37mL，Hb 9.8g/dLで腎機能障害と腎性貧血を伴う多疾病合併複合心不全症例でした．急性期には基幹病院に2カ月間入院し，その後は筋力低下に対するリハビリテーション目的で地域診療支援病院に転院しました．2カ月間，レジスタンス運動を主体としたリハビリテーションを実施しましたが，筋力低下が著しく，院内ではトイレまで歩行器を使用して移動していました．

　この時点で，外来通院は困難なため退院後の訪問診療が選択され，筆者の診療所に在宅診療が依頼されました．退院時は血圧90/70mmHgの低血圧を認め，自覚症状はNYHA III度，LVEFは35％，血清BNP値は80pg/mLでしたが，肺うっ血の徴候は認めないステージCの慢性心不全でした．退院時処方はフロセミド，スピロノラクトン，エプレレノン，エナラプリル，ビソプロロール，アミオダロン，アスピリン，スタチンでした．入院中に多職種で退院後訪問診療の内容を計画し，退院3日目に予定通り患家に出向き診察しました．廃用性の筋力低下を認め，低栄養のためBMIは16に低下し，歩行速度は非常に遅く，疲れやすく，屋内を伝い歩きで移動しており，フレイルの診断基準をすべて満たしていました．自宅での血圧は92/72mmHgの低血圧でしたが，脈拍は78/分，酸素飽

和度は屋内気で97％と安定し，呼吸困難の訴えはなく，肺野聴診で湿性ラ音は聴取せず，下腿浮腫も認めませんでした．Nohria–Stevenson の臨床分類は dry & warm で，最も懸念された低心拍出量症候群の徴候は認めませんでした．食事は減塩宅配弁当を利用し，生活状況を尋ねると，嬉しそうに「久しぶりに家に戻ったので，趣味のピアノと茶道を楽しんでいる」と答えました．

　本症例は長期入院により，廃用性の筋力低下を生じ，院内でトイレ移動に歩行器を使用し，退院後の外来通院は困難であると評価された高齢心不全患者でした．しかし，認知障害がなく，伝い歩きですが屋内を自由に移動し，近くに住む息子の協力体制も確保できていたため，退院2週間後に診療所への通院を試みました．元気に独歩で外来を受診され，心不全症状の増悪を認めないため，退院後の訪問診療は1回で終了し，その後は診療所に定期通院することができました．その後，2年間経過していますが，心不全の増悪や再入院なく，元気に外来を受診しています．高齢心不全患者を診察する場合，退院後の生活実態が正確には把握できないと，入院中のフレイル増悪により外来受診が困難と判断されることがあります．この症例では，訪問診療を実施することにより患者の生活実態をよく観察し，生活環境，家族支援を評価することにより，本人の外来通院の希望をかなえられることができた，貴重な1例でした．

症例2

　半年間に心不全入院を5回繰り返していましたが，退院時多職種カンファレンスを実施し，訪問診療を導入したことにより再入院が抑制された96歳の独居男性です．基礎疾患は，持続性心房細動，中等度大動脈弁狭窄症，腎機能障害でした．認知機能は HDS–R で境界型，介護度は要介護1で，身の回りのことは自分で行い，隣に住む息子家族による食事と服薬管理への介入を受け入れない性格でした．心不全増悪により地域診療支援病院へ入院した際に，病診連携室に退院前多職種カンファレンスの開催を依頼しました．退院時多職種カンファレンスには，患者と息子夫婦，入院主治医，病棟担当看護師，薬剤師，理学療法士，訪問看護センタースタッ

フ，病診連携室スタッフ，在宅診療を担当する筆者が参加し，約1時間かけて入院中の治療内容，退院後の治療計画，生活上の注意点を患者・家族とともに確認しました．

退院時のBNPは90 pg/mL，下腿浮腫はなく，呼吸困難の訴えも認めませんでした．退院前に訪問診療の予定を決め，退院2日後に訪問看護センターのスタッフとともに患家を訪問し，服薬状況，食事，生活環境を確認しました．この時点では，呼吸困難の訴えはなく，薬は一包化され，食事は昼食と夕食は減塩宅配弁当を手配していました．しかし，退院5日目に訪問看護師から，下腿浮腫出現の報告を受けて往診すると，著明な下腿浮腫を認めました．SpO$_2$は95％，血圧は130/80mmHg，脈拍は80/minで，診察時に呼吸困難の訴えがなかったため，翌日，診療所で胸部X線を撮影しました．間質性肺水腫を確認したため，心不全徴候が顕在化したことを患者と家族に説明し，フロセミド20mgを静脈投与しました．血清BNP値は198mg/dLに上昇していました．うっ血増悪の原因は，服薬自己管理が不確実なために残薬が増えていること，宅配減塩弁当に多量の醤油をかけていることによる塩分過剰摂取であることが判明したため，再度服薬遵守と塩分制限の徹底を指導しました．さらにその2日後に再度下腿浮腫を認めたため，2回目のフロセミド20mg静脈内投与を実施しました．しかしその後は，塩分制限の重要性を再三説明し，怠薬を減らすため，服薬回数を朝夕の2回に調整し，週2回の訪問看護師による観察と指導，薬剤師による服薬指導，訪問介護要員（ホームヘルパー）の介入による生活支援の継続，家族の見守り強化により，それから1年間は心不全再入院が抑えられました．最終的には既往症である麻痺性イレウスのため，地域診療支援病院に入院し永眠されました．

高齢者では長年培われ確立した生活習慣をもつことが多いため，再入院のリスクが高い症例では，退院後早期に訪問診療を行い，生活環境，服薬状況，水分摂取量を確認することが病状の悪化を予防するために有効です．これは包括的心不全管理で提唱されている要点の1つですが，欧米で心不全専門看護師が主導した在宅医療や電話診察により実施した，画一

化した包括的心不全管理では予後改善効果は十分ではありませんでした．その理由として，医師の治療介入が不十分であった可能性があげられています．また，外来において2日間で2kgの体重増加を認める心不全患者に対して，利尿薬を静脈内投与することや[13]，家庭医が退院前の患者教育・指導に参加し，退院72時間以内に患者を診察して必要に応じて利尿薬静脈内投与を行うこと[13, 14]，さらに退院7日以内に医師が診察すること[15]により心不全による再入院を抑制する効果が報告されています．これらの退院早期の介入は，本症例において訪問診療により実施した治療でした．

　本症例は，慢性心不全により入退院を繰り返していましたが，心不全症状が増悪すると自ら医療機関を受診し診療に積極的で，100歳になって表彰されることを生きがいにしていた超高齢心不全患者さんでした．多職種介入により適切な服薬と塩分制限を遵守することにより，うっ血は一時的にコントロールされました．このように入退院を繰り返すが，治療に積極的な末期心不全の高齢者に対して，これから予測される予後と緩和ケアについて，いつ・どのように説明するか，さらに急変した場合の事前指示についてどのように患者に紹介するかは医療従事者にとってストレスフルな作業です．特に本症例のように介護度が要支援レベルの症例では，外来受診ができないために定期的な訪問診療を要する狭義の在宅医療とは異なり，状態が悪化したときに必要に応じて在宅診療を実施するため，心不全緩和ケアとしてのきめ細かい診療を実施するためには，状況を的確に評価し多職種が情報を共有することにより，地域診療支援病院や訪問看護ステーションと密接に連携した診療が求められます．高齢心不全患者に対する在宅診療に対して，ガイドラインで推奨される診療モデルは確立されていません．また，高齢心不全患者さんの病態は多様性に富むため，画一的なプロトコールの作成は困難です．そのため，かかりつけ実地医家は，地域の医療資源や人材に合わせて，個々の症例に適合するようなきめ細かい対応が必要だと思います．

症例3

　フレイルを伴い訪問診療により，きめ細かい水分バランスの管理を実

施した，僧帽弁閉鎖不全による高齢心不全患者を紹介します．重症僧帽弁閉鎖不全によるうっ血性心不全により，地域医療支援病院に入院した88歳の女性です．高血圧症と，既往歴に左乳癌全摘出と広範リンパ節郭清術後がありますが，認知機能は正常でした．地域医療支援病院に慢性心不全の急性増悪で入院したとき，血圧は150/80mmHgと高値で，心拍数は110/分，酸素5L/分投与下でSpO$_2$は88％で，クリニカルシナリオ1の著明な肺うっ血と低酸素血症を認め，Nohria–Stevenson分類はwet & coldでした．入院時血液生化学検査ではBUNとCreaは24mg/dLと1.10mg/dL，Hb 12.0g/dL，BNP 860pg/dLでした．入院後は酸素投与，水分制限，ジゴキシン経口投与と，ループ利尿薬の静脈内投与により，呼吸困難は軽減し，入院後約1週間で，肺うっ血は消失しました．入院当初は，口渇が強いために水分制限は十分には遵守できませんでした．症状が安定した時点での心臓超音波検査において，LVEF 35％の低左室駆出率，重度僧帽弁閉鎖不全，三尖弁最大圧較差50mmHgの右心負荷を認めました．さらに入院経過中に発作性心房細動が出現したことを契機に，フロセミド40mgとスピロノラクトン25mgを経口投与しても消失しない難治性胸水が出現したため，トルバプタンを7.5mg/日から導入しました．トルバプタンを導入したため水分制限は解除されましたが，下腿浮腫と呼吸困難は軽減しました．労作時の呼吸困難も消失したため退院を検討する際に，歩行速度低下，筋力低下，易疲労，身体活動レベル低下を認め，体重減少以外の4項目がフレイルの診断基準に該当したため，外来通院は困難であると判断され，退院後の訪問診療を依頼されました．退院前多職種カンファレンスを依頼し，退院後の治療方針を確認しました．

　入院中に血清BNP値は1,000pg/mL前後の高値を推移したため，うっ血の状態を鋭敏に反映する指標ではありませんでした．トルバプタンを使用しているため，水分バランスの調整が最も重要な観察評価項目でしたので，入院中に摂取塩分量と尿中排泄量の測定を依頼しました．その結果，入院中は1日尿量が1,650mLのときに，1日尿中ナトリウム排泄量は113mEq/日であり，塩分排泄量に換算すると6.6g/日でした．この塩分の値は，尿中ナトリウム値，尿中クレアチニン値と性，年齢，身長，体重

から川崎式[16)] を用いて計算により算出した1日尿量ナトリウム排泄量から換算した，1日塩分排泄量6.4g/日と類似していました．病院食の塩分は6g/日でしたので，尿中塩分排泄量は，1日当たりの摂取塩分量と合致しているとともに，川崎式で求めた値と類似するため，随時尿から算出する1日ナトリウム排泄量で代用できることが確認されました．

　退院前にリハビリテーション担当の理学療法士に患家の訪問を依頼し，患者さんの現在の身体能力・筋力に合わせた自宅内での生活様式を検討してもらいました．2階の自室で多くの時間を過ごす生活スタイルのため，患者の筋力から考え階段途中の踊り場に椅子を設置し，階段の上り下りの際は途中で休息を取ることにしました．1階の浴室までは階段を下りて屋内を20m位移動し，かつ途中に段差が多いことを考慮し，浴室まで独歩で移動することは困難であると判断し，退院前に訪問入浴の手配をしました．

　退院3日後に計画通りに訪問看護ステーションのスタッフとともに患家を訪問し生活状況を観察しました．2階自室内で自由に生活し，服薬と食事は同居する娘がしっかり管理しており，肺うっ血や下腿浮腫は認めませんでした．その後も呼吸困難の訴えはありませんでしたが，退院から4週間後の訪問診療時に，体重が入院中より4kg減少し39kgになり，立位によるふらつきと全身倦怠感を訴えました．通常，高齢者で体重が減少した場合は低栄養を疑いますが，本症例では低体重の原因は水分不足による低心拍出量症候群の所見でした．随時尿から計算した1日推定尿量は1,300mL/日，1日推定塩分摂取量は4.6g/日であり，水分と塩分摂取量が減っていました．本人は「入院中に水分を取ってよく怒られたから，あまり飲まない」と答えました．ここで，トルバプタンを使用しているため，水制限が不要なことを再度説明し，トリクロルメチアジド（サイアザイド系利尿薬）を適宜減量することにより，トルバプタンの投与量は一定にしたまま継続しました．トリクロルメチアジドを減量することにより体重は41kgに増加し，ふらつきと倦怠感が減弱しました．その後は2週間ごとに訪問診療し，目標体重が40〜41kgであることを本人と家族によ

く説明し，体重の増加と下腿浮腫が出現する場合にはトリクロルメチアジド投与量を調整しました．その後，在宅で栄養管理士による食事指導を実施し，目標体重を保持することにより，低拍出症候群により生じていたふらつきや倦怠感は消失し，浮腫もなく経過していました．退院から10カ月経過した深夜，それまでにない強い胸痛を訴える電話連絡が入ったため，すぐに救急車を要請するように指示しました．基幹病院に搬送され，急性心筋梗塞の診断で実施された緊急冠動脈造影により，左前下行枝に99％狭窄を認めたため，緊急で冠動脈形成術が施行されましたが，術中からKillip IV度のショック状態となり，入院5日目に死亡しました．

　高齢心不全患者では，退院後早期に患家を訪問し，生活環境，服薬状況，水分摂取量をきめ細かく確認することが，うっ血悪化を予防するために有効です．画一的なプロトコールで実施した包括的心不全管理で予後改善効果が十分ではなかった理由に，医師の治療介入が不十分であった可能

表8-2　退院時カンファレンスの構成と検討内容

参加メンバー	メンバー役割	カンファレンス検討項目
・患者・家族	・入院中・退院後の方針確認 ・病状・治療に関する疑問点の抽出と確認	・入院中・退院後の治療内容，治療方針，生活指導に関する疑問点の抽出と確認
・入院主治医	・入院治療内容の総括 ・退院後治療方針の説明 ・退院後生活注意点の確認	・訪問診療への引き継ぎ項目 ・患者・家族の質問への回答
・病棟看護師	・入院中看護の総括	・訪問診療への引き継ぎ項目
・理学療法士	・入院中・退院後の運動機能の評価と治療方針の説明	・居宅生活での動作環境確認 ・在宅リハビリテーション確認
・薬剤師	・退院時処方の確認	・退院後服薬指導
・管理栄養士	・入院中・退院後の栄養指導	・退院後食生活の指導
・訪問看護センタースタッフ	・退院後の訪問診療における治療計画の確認	・退院後訪問診療の日程調整
・ケアマネージャー	・退院後訪問診療の調整	・退院後の相互連携の確認
・在宅医療担当医師	・退院後訪問診療の説明	・退院後訪問診療日程調整

性があげられていますが，退院後早期に訪問診療により水分出納を的確に評価し，迅速に対応することが再入院予防，心不全症状の緩和には重要です．また本症例では，退院時カンファレンス（表8-2）に多職種の方々が参加し，退院後診療フォローアップ計画で定めた方針を患者，家族，外来担当医が十分理解し，在宅ケア担当訪問看護師が退院後に食事指導・薬物療法に関する教育を継続し，十分なフォローアップを行うことが重要でした[11]．実地医家にとって，それまで通院歴のない患者さんに対する退院後の在宅診療を依頼された場合，診療開始前に患者さんと家族に在宅医療における治療方針と治療内容について説明し，十分理解いただき，同意を得ることが必要です．そのためにも実地医家が退院時多職種カンファレンスに参加することは，診療方針の理解と人間関係構築に大変役立ちます．

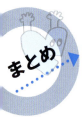

2025年に向けて，都市部近郊では高齢心不全患者が急激に増えるため，慢性期治療を病院主体の診療体制で対応することは困難になると思います．そのため，かかりつけ医となる実地医家が在宅医療に積極的に関わることにより，地域における心不全在宅診療体制を整えることが，心不全パンデミックに対する唯一の解決方法だと思います．入院から退院に続く多職種間の連携体制を整えるためには，より一層病診連携を密に取ることが必要です．再入院のリスクが高い高齢心不全患者さんでは，退院時に多職種連携カンファレンスを実施することにより，入院治療から在宅へのシームレス（途切れのない）な診療継続ができると思います．在宅診療を受けている高齢心不全患者さんが，夜間急変したときの緊急対応は地域によりさまざまで，基幹病院が24時間担当する地域，24時間対応ができる在宅診療所が応じる地域，そして筆者のように，午前と夕方は通常の外来診療を行い，午後訪問診療を実施する地域では，周辺の実地医家同士の横のつながりによる助け合いで，24時間対応することも1つの方法です．実際には心不全の病態は多様性に富むため，画一的なプロトコールを作成するのではなく，診療所間の診々連携体制と，地域診療支援病院と診療所において急性増悪が発症する前に予め事前の診療情報提供を取り交わすこ

とにより緊急入院に対応することが必要になります.

　最後に，心不全患者さんの在宅医療を実施する際に係る医療費は，①往診料・在宅患者訪問診療料など，②在宅時医学総合管理料（施設届出が必要）・各種指導管理料，③検査・注射・投薬・処置料など，④情報提供書・指示書料などの書類作成料，そして，⑤在宅ターミナルケア加算（算定要件あり）に関する費用に分かれます．さらに施設基準（在宅療養支援診療所など）や疾病自体（悪性腫瘍か否かで算定が異なる）により算定が異なり，訪問回数・訪問時刻も関係するため，在宅医療の診療報酬は難解であると指摘を受けることが多いと思います．しかし，平成28年度診療報酬改定では，2025年に向けて，「病床の機能分化・連携」，地域包括ケアシステムと質の高い医療提供体制の構築，外来医療として質の高い「在宅医療・訪問看護」の確保が掲げられており，心臓病患者さんの在宅診療は，ますます重要になります．

文献
1) 高齢心不全患者の治療に関するステートメント策定委員（委員長木原康樹）．高齢心不全患者の治療に関するステートメント．In: 日本心不全学会．http://www.asas.or.jp/jhfs/pdf/Statement_HeartFailurel.pdf, 2016
2) 横山広行．在宅．心臓．2016; 48: 725-9.
3) 横山広行．都市型在宅医療の実践．内科．2014; 113: 511-4.
4) 横山広行．心臓病患者さんの在宅ケア．Heart nursing. 2016; 29: 706-9.
5) Rich MW, Beckham V, Wittenberg C, et al. A multidisciplinary intervention to prevent the readmission of elderly patients with congestive heart failure. N Engl J Med. 1995; 333: 1190-5.
6) McAlister FA, Stewart S, Ferrua S, et al. Multidisciplinary strategies for the management of heart failure patients at high risk for admission: a systematic review of randomized trials. J Am Coll Cardiol. 2004; 44: 810-9.
7) 日本循環器学会，編．循環器疾患の診断と治療に関するガイドライン（2009年度合同研究班報告）．慢性心不全治療ガイドライン（2010年改訂版）．2010.
8) Jaarsma T, van der Wal MH, Lesman-Leegte I, et al. Effect of moderate or intensive disease management program on outcome in patients with heart failure: Coordinating Study Evaluating Outcomes of Advising and Counseling in Heart Failure (COACH). Arch Intern Med. 2008; 168: 316-24.
9) Angermann CE, Stork S, Gelbrich G, et al. Mode of action and effects of standardized collaborative disease management on mortality and morbidity in patients with systolic heart failure: the Interdisciplinary Network for Heart Failure (INH) study. Circ Heart Fail. 2012; 5: 25-35.
10) Stewart S, Carrington MJ, Marwick TH, et al. Impact of home versus clinic-based

management of chronic heart failure: the WHICH？（Which Heart Failure Intervention Is Most Cost-Effective & Consumer Friendly in Reducing Hospital Care）multicenter, randomized trial. J Am Coll Cardiol. 2012; 60: 1239-48.

11) Desai AS. Home monitoring heart failure care does not improve patient outcomes: looking beyond telephone-based disease management. Circulation. 2012; 125: 828-36.

12) 横山広行. 心臓病患者のうつの評価と対応. 日本社会精神医学会雑誌. 2013; 22: 131-7.

13) Ryder M, Murphy NF, McCaffrey D, et al. Outpatient intravenous diuretic therapy; potential for marked reduction in hospitalisations for acute decompensated heart failure. Eur J Heart Fail. 2008; 10: 267-72.

14) Ota KS, Beutler DS, Gerkin RD, et al. Physician-directed heart failure transitional care program: a retrospective case review. J Clin Med Res. 2013; 5: 335-42.

15) Hernandez AF, Greiner MA, Fonarow GC, et al. Relationship between early physician follow-up and 30-day readmission among Medicare beneficiaries hospitalized for heart failure. JAMA. 2010; 303: 1716-22.

16) Kawasaki T, Itoh K, Uezono K, et al. A simple method for estimating 24 h urinary sodium and potassium excretion from second morning voiding urine specimen in adults. Clin Exp Pharmacol Physiol. 1993; 20: 7-14.

SECTION 9

高齢心不全診療における心不全末期医療と緩和ケアを学ぶ

1. 心不全パンデミックといわれるほど高齢心不全患者さんが増えることにより，多疾病合併高齢心不全患者さんに対する，末期医療と緩和ケアが大変注目されています．
2. 心不全の末期状態とは，最大限の薬物療法を実施していてもなお治療に難渋しているが，先進的治療を検討する余地がまだ残されている状態です．そのため末期状態の心不全患者さんを診療する場合には，心臓移植やLVAD，ICDの適応を検討することが必要です．
3. 末期心不全の患者さんに緩和医療を導入する場合，心不全に対する適切な治療をすべて実施していることが原則です．
4. 緩和医療を導入する場合，心不全の積極的診療を継続することが原則ですが，終末期には低心拍出症候群などによる苦痛を緩和することを目的にした，強心薬や鎮痛薬などの薬物療法を考慮することがあります．その場合には，個々の症例に応じて慎重に治療方針を検討し，きめ細かい在宅診療を行うことが必要です．

■ はじめに

　近年，心不全治療における末期医療と緩和ケアが大変注目されています．心不全に対する緩和ケアの大きな特徴は，先進医療を継続しながら同時に全人的医療としての緩和ケアを導入することです．人工心臓としての植え込み式補助循環装置の開発が進み，心臓移植医療が導入されたことにより，これまでは致命的と考えられていた症例でも治療できる可能性が高まったことにより，心不全の末期医療における選択肢が広がりました．しかし一方で，末期心不全では多くの随伴する身体的・社会的・心理学的・精神的問題を含むことから，心不全に対する先進的治療体系に則った最良の治療が行われていることを確認したうえで，末期医療に対する文化的背景に即した医学的・社会的コンセンサスに基づいて，緩和ケアの導入につ

いて患者本人・介護者と検討することが求められています．そのため，末期心不全患者さんを診療するとき，医療従事者はさまざまな課題に直面し，悩まれると思います．これまで日本の緩和ケアは，癌患者さんを対象として発展してきましたが，これからは心不全パンデミックといわれるほど多疾病を合併した高齢心不全患者さんが増えることにより，在宅診療による末期医療と緩和ケアの必要性がますます高まります．本章では，心不全末期医療と緩和ケアについて，これまでの日本における取り組みと，現在の課題についてまとめました[1-3]．

心不全における末期状態と終末期医療

日本における心不全末期医療に対する初めての取り組みは，日本循環器学会による『循環器領域における末期医療への提言（2008-2009 年度合同研究班報告　班長　野々木宏)』[4] です．その序文で，「循環器病は多彩な病態を包含しており，各臓器，各専門領域における末期状態の定義は医学的にも，社会的にも必ずしも明確にできる段階ではないことから，標準化のための指針を提示することは現段階では困難な状況にある」と表明し，この時点では治療指針となるガイドラインを作成することは困難であり，末期医療への提言としてまとめました．序文において，国立循環器病研究センターにおいて実施されていた，副院長と医療安全室長を中心とした多職種メンバーによる重症回診システムが紹介されていましたが，筆者はこの医療安全室長の立場で循環器領域における末期医療にかかわり，『循環器領域における末期医療への提言』[4] の作成に参加しました．その経験から，心不全に対する末期医療と緩和ケアに関して，日本におけるこれまでの経緯を概説し，そのうえで，実際にかかりつけ実地医家として，どのように末期心不全患者さんの在宅診療を実施しているかを症例提示することにより，心不全終末期在宅診療の課題を考えます．最後に，日本心不全学会ガイドライン委員会として作成に参加した『高齢心不全患者の治療に関するステートメント』[5] に基づいて，日本における心不全の終末期医療の現状を紹介し，かかりつけ医として知っておくべきポイントを考えます．

『循環器領域における末期医療への提言』[4]では，心不全の末期状態と終末期の違いを明確にしました．心不全の末期状態（end-stage）とは，最大限の薬物療法を実施していてもなお治療に難渋している状態であり，補助人工心臓装着（ventricular assist system：VAS）や心臓移植治療を含めた先進的治療を検討する余地がまだ残されている状態と定めました．末期心不全であってもVAS装着や心臓移植治療の実施が可能な場合には，劇的に状況が回復することがあります．そのため，心不全末期状態の患者さんを診療する場合は，心臓移植やLVAD，ICDの適応を適切に判断することが大切です．もし，判断に迷うことがあれば高度医療専門施設に紹介し，十分な検討をしてもらうことが必要です．

末期状態と終末期の疾病による違いを，病状の進行様式と患者の肉体的・精神的活動性で示した病みの軌跡の概念図を示します[6]．緩和ケアの先駆的領域ともいえる癌患者（図9-1b）では，徐々に病態が進行する

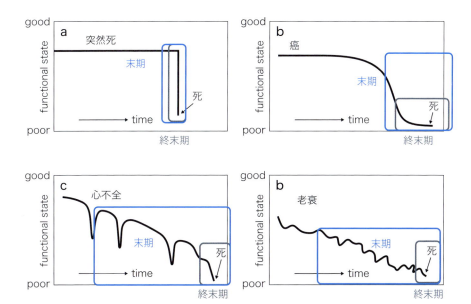

図9-1 病態別にみた末期状態から終末期までの病気の進行様式：病みの軌跡
(Lunney JR, et al. J Am Geriatr Soc. 2002; 50: 1108-12[6] より改変)

ため，活動性がなだらかに下り坂になる時期が末期状態です．癌患者では末期状態が，緩和ケアの介入時期であり，多くの患者・患者家族は最後に安らかな終末期を迎えることを希望します．一方，心不全の場合は，図9-1c に示すように，症状の増悪と寛解，入退院を繰り返して徐々に病態が悪化するため，初めて症状が顕在化し入院加療が必要になり，肉体的・精神的活動性が落ち始めた時期を末期と捉えます．心不全における終末期は，繰り返す病像悪化の末に，急激な症状増悪から死が間近に迫った状態であり，治療の可能性のない状態が「終末状態（end-of-life）」と定義されます．

心不全末期であると診断するには，心不全に対する適切な治療をすべて実施していることが原則です[7]．一般的に，器質的心機能障害により適切な治療にもかかわらず，慢性的に NYHA IV 度の症状を訴え，頻回または持続的な点滴療法を必要とする状態や，6 カ月に 1 回以上の入院歴があり，左室駆出率＜20％の低心機能など低心機能の基準を満たしている状態や，終末期が近いと判断されることが基準としてあげられます．

心不全の緩和ケアを導入するために，医療従事者が考慮すべきこと

心不全患者さんが NYHA III～IV 度（Stage D）の末期心不全状態になり入退院を繰り返すとき，欧米では循環器専門医による積極的な心不全治療と同時進行で，心不全に対する緩和ケアや他の支持療法について説明することが推奨されています．緩和ケアを導入することにより，末期心不全患者の治療目標は，生存期間の延長から，症状軽減，生活の質を保持することに移行し，最終的には終末期として呼吸困難や疼痛を緩和し，患者と患者家族の精神的情緒的支援を行うための支持療法が主体になります．そのため，緩和ケアの導入による治療方針の変更を患者・介護者と相談することが大切です．支持療法には看護師以外に，調整役であるケアマネージャーや服薬の自己管理を支援するための薬剤師など，多職種チームによる支援体制を適切に利用することも必要になります．日本では，かかりつ

け医がこの多職種チームの中心的な役割を果たすことが多いと思います.

　末期心不全患者さんに対して，緩和ケアを導入するための病状説明を，いつ，どのように行うかは大きな問題です．欧米では米国心臓病協会などの循環器関連学会が心不全の末期医療に関するガイドランを発表[7,8]し，「心不全末期状態において，医師は患者に対して病態を説明する必要があり，義務がある」と定め，患者本人や家族に対して，これから起こる病気の状態や，選択しうる治療方法について説明することが推奨されています．欧米において末期心不全患者に予後を告知することを推奨している背景には，"living will"や"advance directives"といった尊厳死を求める遺書や，蘇生実施に関する希望の有無を明確にする事前指示書が法的に認められ，末期心不全患者さんを対象としたホスピスが整備されているため，選択肢がいくつも存在しているためにできることです．しかし，それでも実際には心不全の予後予測が困難であること[9]，心不全末期医療に関する正確な情報を共有するためのコミュニケーションを取ることが難しいこと[10]などが理由となり，心不全緩和ケアの先進国である欧米においても，緩和ケアを享受している症例は限られていることが報告されています．一方，日本では循環器疾患患者を対象としたホスピスや尊厳死の選択肢はなく，文化的・社会的背景に違いがあるため，欧米のガイドラインで推奨されている内容をそのまま日本の医療に当てはめることはできず，日本の医療制度，社会情勢に適合した選択肢を検討することが必要です.

　末期心不全の病態や進行は均一ではなく，典型的心不全末期状態であっても，患者自身が自らの病状を正確に理解し，的確に予後を予測することは困難です[6]．例えば，NYHA Ⅳ度の末期心不全患者の1年生存率は約40～50％と報告され[11]，大部分の末期患者は心不全により死亡しますが，実際には欧米でも患者や患者家族は心不全と診断された時点，または亡くなる1年以内に予後について説明を受けていないことが多く[6]，自分の病気について重症度を実際より軽く評価し，実際に起こりうる病態の進展具合より予後は良好であると捉えていることが多いことが報告されています[8,12]．そのため，心不全の末期治療における緩和ケアでは，継続的に

表9-1 心不全の予後と支援計画に関して，患者とコミュニケーションをとるための
ガイドライン
（Hunt SA, et al. Circulation. 2009; 119: e391-479[8]）より改変）

評価	患者に自分の病気の状態についてどのように理解しているか尋ねる.
予後	予後が不確実なことは，進行した疾患の意味を伝えられない理由にならないと認識すべきである.
準備	患者に起こりうることに対する精神的に準備をさせる. 予測されるおよその時間（数力月・数年）を示す. 予測される筋書きについて話す.
選択	使用されている ICD・CRT・VAS の停止を話し合う. 医療支援の代理，慢性的脳障害時の目標，心肺蘇生，人工呼吸，ケアの場所について話し合う.
最悪に対する計画	順次生じてくる経済的・精神的問題を示す. 緩和ケア・自宅ケア・ホスピスなど，社会・家族の支援を集約する手助けをする.

　患者・患者家族に対して機能的予後と生命予後について説明するために，たとえ悪い情報（Bad News）であっても最新の情報を的確に説明することが必要になります．実際には悪い情報を説明することは困難なことが多く，医療従事者にとって大きなストレスです．この悪い情報を伝える方法として，初めに患者や患者家族に現在の状況をどのように理解しているかを尋ね，もし誤解があるなら訂正し，それから悪い情報を伝えたうえで，再度患者と患者家族に質問があるかを尋ねる，「Ask-Tell-Ask」の手順が提唱されています．また，説明には単純で素直な言語と端的な表現を用い，婉曲的な表現や統計データの羅列を避けることが大切であることも指摘されています[13]．これらの説明方法は高齢心不全患者さんの診療にも当てはまると思います．また，米国心臓病協会のガイドラインには末期心不全患者の管理において，患者とコミュニケーションをとるために考慮すべき項目が提唱されていますが（ **表9-1**)[8]，これらの項目は日本においても活用できると考え，参考のため提示しました．

症例から日本における心不全末期治療の現状と問題点を考える

　日本における心不全末期医療と緩和ケアに関する確立したガイドラインはありません．そこで，実際にかかりつけ実地医家として，末期心不全患者さんの在宅診療をどのように実施しているかを症例提示し，心不全末期患者に対する緩和ケアの現状と課題について考えてみます．

症例

　慢性心房細動と拡張機能障害による慢性心不全により，胸水貯留を伴ううっ血性心不全を繰り返した85歳の男性です．膀胱癌の既往があり，膀胱鏡により再発を示唆する粘膜変性を認めましたが，患者も家族も積極的治療を望まないため，泌尿器科での積極的治療は終了しました．数カ月前までは屋外を杖歩行していましたが，膀胱癌の再発が疑われたことを契機に気分が沈み，胸水貯留による労作時呼吸困難から活動量が低下し，フレイルサイクルに陥りました．労作時呼吸困難を訴え，運動機能が低下したため，かかりつけの内科診療所への通院が困難になったことを理由に，地域診療支援病院への入院を勧められました．しかし，本人が入院を強く拒否したため，筆者の診療所に在宅診療の依頼がきました．在宅診療を開始するにあたり，はじめに患者家族の方々に来院頂き，患者および介護者である家族の方々の診療に対する希望を確認するとともに，診療所でできる在宅診療の内容を説明することにより，医療側と患者側の双方の同意により治療方針を決定するように努めました．翌日，訪問看護ステーションのスタッフ，ケアマネージャーとともに患家に出向き診察すると，廃用性萎縮による運動障害の進行により，日中から大部分の時間をベッド上で過ごし，排泄時のみベッドから移動する生活をしていました．電動ベッドを半座位にした状態での診察では，血圧120/70mmHg，心房細動のため脈は不整で脈拍は84/分，胸部聴診で湿性ラ音は聴取しませんが，右下肺領域の呼吸音が消失していることから，前医で撮影した胸部X線に認められた右下肺野の胸水貯留が示唆されました．安静時に屋内気でSpO$_2$

は94％で軽度低下していましたが，下腿浮腫は認めず，活動性が著明に低下しているために呼吸困難の訴えは認めませんでした．認知機能は改訂長谷川式簡易知能評価スケール（HDS-R）20点でやや低下していましたが，意識清明で病状を理解していました．胸水貯留を認め，臨床病状はNYHA IV度ですが，癌治療の入院経験を理由に，入院による治療を拒否し，在宅診療を強く希望されたため，本人のご希望を尊重し，フロセミドとACE阻害薬を処方して在宅診療で対応する方針としました．血清BNP値は210pg/dLで上昇は軽度ですが，血清蛋白5.8g/dL，総コレステロール122mg/dL，総リンパ球数800mm^{3}の著明な低栄養を認めたため，在宅での栄養指導を実施しました．訪問理学療法の導入も検討しましたが，関節拘縮を生じているため，レジスタンス運動を導入する前に関節可動域訓練から開始しました．週2回の訪問看護と1週1回の定期的訪問診療を開始しましたが，2週間後に室内移動時の呼吸困難を訴え，SpO$_2$の低下を認めたため，在宅酸素療法を導入しました．服薬状況，食事，生活環境を観察し，昼食を摂取していないため昼分の消化剤は中止しましたが，食欲低下を認めるため食事制限はしませんでした．同居する82歳の妻が夜間は一人で介護していました．

　訪問診療開始から3カ月経過したころ，訪問看護師から，発熱を契機に呼吸困難と下腿浮腫が出現し，酸素2L/分投与してもポータブルトイレへの移動後にSpO$_2$が88％に低下すると連絡を受けたため，緊急で往診しました．安静により，酸素2L/分投与下でのSpO$_2$は99％に回復し，呼吸困難は軽減しましたが，血圧は140/70mmHgで通常より軽度上昇し，心電図で心房細動を認め心拍数は110bpmの頻脈でした．体温37.0℃で呼吸器感染を契機に心不全が増悪していたため，入院の意志を再度確認しましたが，入院は希望されませんでした．下腿浮腫と聴診上でうっ血を認めたため，呼吸器感染症に対して抗生剤を処方するとともにフロセミド20mgを静脈内投与しました．同日の採血で血清BNP値は262mg/dLに軽度上昇していました．それから3日後に，家族の見守るなか自宅で静かにお看取りしました．

本症例は，末期心不全に対して在宅診療を導入し，緩和ケアと終末期医療を自宅で行い，在宅看取りをした担癌の高齢心不全患者さんでした．在宅診療を開始する際に，はじめに患者・介護者である家族と治療方針を確認し，その後も病状の変化に合わせて治療方針を再確認しました．訪問看護師，ケアマネージャー，訪問栄養士など多職種介入により治療に努めましたが，在宅診療を開始した時点で，すでにフレイルサイクルから心臓悪液質になっており，著明な低栄養から筋肉量低下と筋力低下を認め，回復することはありませんでした．訪問診療を行っているときから，高血圧症を患い高齢な妻は筆者の診療所を受診していました．妻は患者さんが亡くなられたあとも，1年半後に老人施設に入所するまで診療所を受診され，そのたびに故人のことを語り，「あの人は幸せでした」と自分に言い聞かせるようにいっていました．患者が死亡してからの外来診療は，妻にとっては死別に対するグリーフケアになっていたのかもしれません．本症例のように介護度が高い高齢心不全患者さんの在宅診療を実施する場合，栄養障害から生じるフレイルサイクルと筋肉量低下に伴うサルコペニアも重大な問題です．そして何よりも，緩和ケアを実施すると同時に，利尿薬の静脈内投与などの心不全に対する積極的診療を継続し，バランスを保ちながらきめ細かい在宅診療を行うように心がけることが大切です．

末期医療における心不全緩和ケアと積極的診療，そしてグリーフケアの関係

　重症疾患の末期状態において，積極的診療と緩和ケアのバランスは，基礎疾患や医療制度により異なります．図9-2 は末期医療における積極的診療と緩和ケア（終末期医療），死別に対するグリーフケアについての概念を米国，英国の論文から比較しています[14]．癌治療において米国では積極的治療が限界であると判断すると，ホスピスによる支援療法に移ります（図9-2a）．英国では積極的診療と同時に緩和ケアを導入し，死別後の家族・介護者のグリーフケアも末期治療に含めていることが報告されています（図9-2b）．さらに英国では末期心不全患者の治療においては，癌

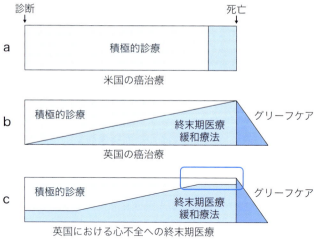

図 9-2 心不全治療の推移と緩和療法の役割
（Gibbs JS, et al. Heart. 2002; 88 Suppl 2: ii 36-9[14]，Adler ED, et al. Circulation. 2009; 120: 2597-606[15] より改変）

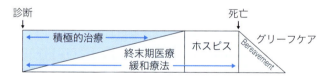

図 9-3 重症心不全治療における緩和療法（米国）
（Gibbs JS, et al. Heart. 2002; 88 Suppl 2: ii 36-9[14]，Adler ED, et al. Circulation. 2009; 120: 2597-606[15] より改変）

治療と異なり，緩和ケアと同時に最後まで生命を延ばす積極的治療が継続され，最後に死別後のグリーフケアを実施します（図9-2c）．一方，米国では末期心不全治療においても，終末期には積極的治療を控えホスピスに移行することが報告されています．いずれの国でも末期心不全患者の治療には死別後の家族・介助者のメンタルケアとしてのグリーフケアが含まれることが多いようです（図9-3）[14, 15]．一方，日本における末期心不全患者の治療における積極的診療と緩和ケアのバランスは，筆者の私見では図9-2cのように，終末期医療として緩和医療を取り入れる場合にも，最

後まで利尿薬の静脈内投与など，必要に応じた積極的診療を継続することが多いと思います．そしてグリーフケアについては，現時点では十分に対応できる体制が整備されているとは言い難いことから，これからの取り組みが必要な課題だと思います．

　最後に，日本心不全学会ガイドライン委員会が作成した『高齢心不全患者の治療に関するステートメント』[5]を紹介することにより，現時点での日本における高齢者心不全患者に対する終末期医療と緩和ケアについて，かかりつけ医として知っておくべき課題を考えます．『高齢心不全患者の治療に関するステートメント』が日本循環器学会の『循環器領域における末期医療への提言』と大きく異なる点は，終末期心不全に対する鎮痛・鎮静薬の使用法と，事前指示書〔アドバンス・ケア・プランニング；Advance Care Planning（ACP）〕について踏み込んだ見解を提示したことです．高齢者末期心不全における緩和ケアの目的は症状の緩和であり，苦痛を与える医療処置を行うのではなく，苦痛を緩和する医療処置を行うことを念頭に置く必要があります．そのため緩和医療は，通常治療と並行して考えるものであり，医療側と患者側の双方の同意により治療方針を選択するなかで，すべての高齢者は「最善の医療およびケア」を受ける権利を持っていることをステートメントでは強調しています．

　また，終末期心不全患者にとって苦痛の原因となる症状は，肺うっ血による呼吸困難だけではありません．食欲低下や全身倦怠感など，低心拍出症候群に伴う症状も苦痛の原因に含まれます．そのため臓器うっ血と臓器低灌流を伴うような末期心不全においては，症状を緩和するためには点滴強心薬の投与を病院内または在宅で行うことが容認されること，終末期になり食事摂取量が低下したときには，不用意な輸液はうっ血症状をかえって悪化させることがあるため，慎重に検討すべきことが明記されました．そして，専門家の意見として，終末期心不全で認める呼吸困難感の改善のために，モルヒネやミダゾラムなどの鎮痛・鎮静の薬剤投与を考慮してもよいことが提案されましたが，その導入に画一的なレジメはなく，個々の症例に応じて慎重に検討し，倫理的配慮も必要なことが記載されていま

す．末期心不全に対して緩和ケアを導入する場合には，適切な心不全治療が同時に行われていることが大前提であり，常に心不全に対して有効な治療法がないかを再検討することが必要です．そして，耐え難い治療抵抗性の苦痛を取り除くことが主眼であり，薬剤の大量または急速投与による積極的安楽死を目的としてはならないこともしっかりと記載してあります．

『高齢心不全患者の治療に関するステートメント』の大きな特徴である，心不全終末期における事前指示書（ACP）について紹介します．『循環器領域における末期医療への提言』を作成したころ，日本には終末期心不全に対する ACP はないと記載しました．しかし，最近では心不全に対する緩和ケアの認知度が上がり，『高齢心不全患者の治療に関するステートメント』では，ACP の一環として「リビングウィル調査票」が紹介されています．心不全終末期には，内服を含め従来のガイドライン推奨治療が副作用により QOL を損なうと思われた場合，中止してもよいという見解を示しています．終末期における積極的な治療は生命予後を改善させないばかりでなく，患者自身に苦痛を与え尊厳を奪うこともあります．また事前に，予測される心肺停止時に DNR/DNAR（Do not resuscitate/ Do not attempt resuscitation）を宣言し心肺蘇生を行わないか，植え込み型除細動器が植え込まれている場合は，その機能を停止させるかを検討することが必要なことを提示しました．そして，アドバンス・ディレクティブとなる尊厳死の宣言書（リビングウィル）がある場合は，その内容に応じた自然死を容認することも提示されています．実際には，患者自身が最期までどのように生きたいかを，医療者や家族と共有しないまま最期を向えることも多いため，将来の意思決定能力の低下に備え，望む治療と生き方を事前に患者，家族と対話するプロセス（ACP）をもつことが重要です．高齢心不全患者さんの在宅診療をする場合，かかりつけ医はその診療のなかで，ACP を聞き取る努力が求められる時代になっています．

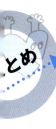

　心不全の緩和ケアにおいて，生命倫理的検討は大変重要なテーマです．厚生労働省の『終末期医療の決定プロセスに関するガイドライン』[16]では，終末期医療およびケアの決定方針は担当医だけでなく医療，ケアチームのなかで慎重な判断を行うこととして，チームでの合意を求めています．また，日本集中治療医学会による『集中治療における重症患者の末期医療のあり方についての勧告』[17]では，倫理的に適正な判断と手続きを取ることの必要性が強く勧告され，終末期状態であることの判断は，担当医が終末期状態であると推定した場合，患者や患者家族の意思を把握した段階で，施設内での合意を得るべきであると勧告されています．透明性・公平性を高める方策として，複数の医師が患者本人と患者家族の意思を確認すること，終末期状態の判断について施設内の公式な症例検討会などに付議すること，診療録に経過を記載することが不可欠な要件であると勧告されています．これから実地医家がかかりつけ医として，高齢心不全患者さんの末期医療を在宅診療で行うためには，この生命倫理的検討を医師会や学会が主導して手助けすることが必要だと思います．

　日本では高齢者の急増により，再入院を繰り返す低心機能の重症心不全患者が増加していきます．そのため，かかりつけ実地医家は，心不全末期状態の患者とより深く向き合うこと，先進医療を理解したうえで，同時に緩和ケアに関する知識を身につけることが求められています．

文献
1) 横山広行．循環器疾患患者の末期医療．Heart．2013；3：16-21．
2) 野々木宏，横山広行．心不全の緩和ケア．In：樋口輝彦，他編．内科患者のメンタルケアアプローチ；循環器疾患編．東京：新興医学出版社；2013．p.94-100．
3) 横山広行．循環器内科医の視点から．In：大石醒悟，他編．心不全の緩和ケア．東京：南山堂；2014．p.1-8．
4) 日本循環器学会，編．循環器疾患の診断と治療に関するガイドライン（2008-2009年度合同研究班報告）．循環器領域における末期医療への提言．2010．
5) 高齢心不全患者の治療に関するステートメント策定委員（委員長木原康樹）．高齢心不全患者の治療に関するステートメント．In：日本心不全学会．http://www.asas.or.jp/jhfs/pdf/Statement_HeartFailure1.pdf, 2016．
6) Lunney JR, Lynn J, Hogan C. Profiles of older medicare decedents. J Am Geriatr Soc. 2002; 50: 1108-12.
7) Dickstein K, Cohen-Solal A, Filippatos G, et al. ESC guidelines for the diagnosis and treatment of acute and chronic heart failure 2008: the Task Force for the diagnosis

and treatment of acute and chronic heart failure 2008 of the European Society of Cardiology. Developed in collaboration with the Heart Failure Association of the ESC (HFA) and endorsed by the European Society of Intensive Care Medicine (ESICM). Eur J Heart Fail. 2008; 10: 933-89.

8) Hunt SA, Abraham WT, Chin MH, et al. 2009 focused update incorporated into the ACC/AHA 2005 Guidelines for the Diagnosis and Management of Heart Failure in Adults: a report of the American College of Cardiology Foundation/American Heart Association Task Force on Practice Guidelines: developed in collaboration with the International Society for Heart and Lung Transplantation. Circulation. 2009; 119: e391-479.

9) Gadoud A, Jenkins SM, Hogg KJ. Palliative care for people with heart failure: summary of current evidence and future direction. Palliat Med. 2013; 27: 822-8.

10) Lemond L, Allen LA. Palliative care and hospice in advanced heart failure. Prog Cardiovasc Dis. 2011; 54: 168-78.

11) Pantilat SZ, Steimle AE. Palliative care for patients with heart failure. JAMA. 2004; 291: 2476-82.

12) Allen LA, Yager JE, Funk MJ, et al. Discordance between patient-predicted and model-predicted life expectancy among ambulatory patients with heart failure. JAMA. 2008; 299: 2533-42.

13) Goodlin SJ. Palliative care in congestive heart failure. J Am Coll Cardiol. 2009; 54: 386-96.

14) Gibbs JS, McCoy AS, Gibbs LM, et al. Living with and dying from heart failure: the role of palliative care. Heart. 2002; 88 Suppl 2: ii36-9.

15) Adler ED, Goldfinger JZ, Kalman J, et al. Palliative care in the treatment of advanced heart failure. Circulation. 2009; 120: 2597-606.

16) 厚生労働省. 終末期医療の決定プロセスに関するガイドライン. http://www.mhlw. go.jp/shingi/2007/05/dl/s0521-11a.pdf, 平成 19 年 5 月

17) 日本集中治療医学会. 集中治療における重症患者の末期医療のあり方についての勧告. http://www.jsicm.org/kankoku_terminal.html, 平成 18 年 8 月 28 日

索 引

あ行

アドバンス・ディレクティブ	128
アルドステロン拮抗薬	79
うつ病	71
栄養管理	86
栄養評価方法	89
オメガ-3 多価不飽和脂肪酸	95

か行

隠れ心不全	15, 24
下大静脈径	41
肝頸静脈逆流	7, 40
間質性肺うっ血	13
関節リウマチ	76
緩和ケア	117, 118, 120, 125
起座呼吸	57
機能性僧帽弁閉鎖不全	83
急性増悪	51
急性肺塞栓症	25, 31
虚血性心疾患	70
緊急入院	4
グリーフケア	125, 126
クリニカルシナリオ	45, 52, 53
頸静脈怒張	7, 40
血清 BNP	23
血清アルブミン	90
顕在性心不全	9
高血圧	76
呼吸管理	61
コルチコステロイド	80

さ行

在宅診療	4, 101, 104, 123
在宅看取り	125
再入院症例	2
細胞外液	38
細胞内液	38
サルコペニア	86, 87
三尖弁逆流	41
酸素中毒	63
酸素飽和度	55
事前指示書	121, 127, 128
収縮性心膜炎	26
重症回診システム	118
12 誘導心電図伝送システム	55
終末期	3, 105
終末状態	120
循環血液	38
硝酸薬	57, 70
腎機能低下	78
心原性ショック	54
心原性肺水腫	20
腎性肺水腫	21
心臓悪液質	88
心臓超音波検査	41
心不全重症度のステージ分類	10
心不全パンデミック	1, 101
心不全末期	120
水分過剰	39
水分出納	37
睡眠呼吸障害	80
ステージ B	11, 24

131

ステージC	11
ステージD	3, 11, 120
性交渉	75
生体電気インピーダンス法	42
僧帽弁狭窄	82
僧帽弁血流パターン	33
僧帽弁閉鎖不全	83
組織間液	38
組織低灌流	5, 7, 60

た行

退院時多職種カンファレンス	108, 114
大動脈弁狭窄	82
大動脈弁閉鎖不全	82
チアゾリジン誘導体	74
中枢性睡眠時無呼吸	80
痛風	76
低栄養	86, 124
低血圧性急性心不全	53
低心機能症例	47
鉄欠乏性貧血	77
電撃型肺水腫	19, 26, 33, 59
同化抵抗性	94
トルバプタン	111

な行

2025年問題	101

は行

肺血流再分布	15
肺塞栓症	33
肺胞性肺水腫	19
バソプレシン阻害薬	44
パルスオキシメータ	63
半座位	55
非侵襲的陽圧換気	54, 57, 64
ビソプロロール	79

服薬指導	104
フレイル	4, 86, 87
フレイルサイクル	88
閉塞性睡眠時無呼吸症候群	80
ベンチュリーマスク	64
包括的疾病管理プログラム	102
包括的診療管理	4, 5
訪問入浴	112
訪問理学療法	124
勃起障害	75

ま行

末期医療	117, 118
末期医療への提言	118
末期状態	119
末梢循環不全	58
無効血液量	38
メトホルミン	74
モルヒネ	57, 127

や行

有効血液量	38

ら行

利尿薬	43, 79
流量膨張型バック	65
ループ利尿薬	45
レジスタンス運動	95
ロイシン	95

欧文

ACE阻害薬	77
advance directives	121
ARB	77
ARNI	47
ASV	81
β遮断薬	70, 77

索
引

BASEL Study	35	HFrEF	46, 70, 77
batwings	19	INH 研究	103
BNP Multinational Study	29	Kerley A ライン	15
butterfly shadow	19	Kerley B ライン	15
CGA	92, 94	Kerley C ライン	15
COACH 研究	103	living will	121
cold	7	MNA	92
CONUT	90	MNA-Short Form	93
COPD	31	MRAs	47, 77
CPAP 療法	81	Nohria-Stevenson 分類	5, 39, 52, 60
cuffing sign	17	NRI	90
DNR/DNAR	128	OptiVol Fluid Index®	42
E/e'	42	perihilar haze	17
EMPA-REG OUTCOME 試験	74	PHQ-9	72
end-of-life	120	PNI	90
end-stage	119	QOL の向上	5
Framingham Heart Study	24	S_3	40
GISSI-HF 試験	96, 97	SGA	92
GNRI	91	SGLT2 阻害薬	74
HFmrEF	46	TAVR	82
HFpEF	29, 37, 46, 69, 77	WHICH？-study	103

133

著者略歴

横山広行
（よこやまひろゆき）

1987 年　日本医科大学卒業，内科学第一教室入局
1991 年　日本医科大学付属病院集中治療室勤務
1995 年より 3 年半，英国ロンドンのセントトーマス病院心臓血管研究
　　　　施設に留学
2000 年　国立病院機構静岡医療センター循環器科医長
2006 年　国立循環器病研究センターに勤務，心臓内科緊急治療科医長，
　　　　心臓血管内科特任部長，医療安全管理部長を務める
2013 年　国立循環器病研究センター退職，門脇医院院長継承，国立循
　　　　環器病研究センター客員部長
2014 年　横山内科循環器科医院へ医院名称変更，現在に至る

ここが知りたい
かかりつけ医のための心不全の診かた　　　　ⓒ

発　行　　2017 年 9 月 20 日　　1 版 1 刷

著　者　　横山広行
（よこやまひろゆき）

発行者　　株式会社　　中外医学社
　　　　　代表取締役　青木　　滋
　　　　　〒 162-0805　東京都新宿区矢来町 62
　　　　　電　話　　　03-3268-2701（代）
　　　　　振替口座　　00190-1-98814 番

印刷・製本/有限会社祐光　　　　　　　＜ MM・YT ＞
ISBN978-4-498-13648-9　　　　　　　Printed in Japan

JCOPY ＜(社)出版者著作権管理機構 委託出版物＞
本書の無断複写は著作権法上での例外を除き禁じられています．
複写される場合は，そのつど事前に，(社)出版者著作権管理機構
（電話 03-3513-6969，FAX 03-3513-6979，e-mail: info@jcopy.
or.jp）の許諾を得てください．